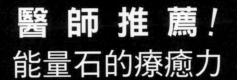

# 醫師推薦！
# 能量石的療癒力

療癒身、心、靈，實現願望
內科醫師解說53顆能量石「處方箋」

堀田忠弘 日本堀田醫院院長

笛藤出版

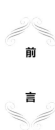

# 記憶了宇宙訊息的能量石

在這個世界上有一種獨一無二，每一件都充滿了既溫柔又能魅惑人心的神秘光輝，內部並棲宿著療癒力量的存在，那就是「能量石」。

身爲西洋醫學醫師的我，第一次將能量石導入醫療之中，是距今七年前的事。當時的我雖然同時併用西洋醫學與漢方中藥來進行治療，卻無法感到滿足，因此著手研究各種各樣的替代醫療（所謂的替代醫療，指的是現代西洋醫學之外的醫學與醫療之總稱）。

當時，我得知運用能量石來進行治療的「寶石光線療法」，對此感到非常有興趣。這種療法是於大約１００年前，在印度由一位享有盛名的醫師——貝諾特修・巴塔帕利亞醫師所開發，並予以體系化，所以這套體系也以印度傳承的醫學爲基底。

能量石是在地球這顆生命體之中，歷經了長久歲月洗禮並經過宇宙光線的照射而形成的結晶體。能量石內部蘊含了宇宙與地球的能量（生命能量），每顆能量石各自記憶著各種來自宇宙的固有訊息。這就是能量石的本質，也是能爲人類帶來療癒力量的根源。

即使我們一心想過著健康的生活，但在日常生活中，身體仍會有虛弱或染上疾病的時候。其最大的原因就來自包括水與食材等所受到的環境污染，以及生活習慣導致的問題，此外還有來自精神上的問題。

精神性的原因影響健康甚鉅的，即是潛意識之中的負面記憶。雖然不存在於明意識之中，卻會在心底深處造成憤怒、恐懼等記憶，將大幅影響我們的思考與行動，嚴重時便會破壞身體的平衡。而能量石的力量，不僅能改善身體，更能深入這些位於潛在意識層的記憶，發揮療癒的力量。

身體與心靈是緊緊相繫的。人類是由身、心、靈所共同組成的能量體。因此，本書中提到「身體」時，指的便是身、心與靈三位一體，當必須單獨提到肉體部分時則以「肉體」來表示。

只要取得身體的平衡，不但自癒力（肉體自然擁有的治療傷口與疾病的力量）將更容易湧現，人類本來具有的直覺等能力也將獲得覺醒，從而更能發揮身爲一個人的各種力量。此外，稍後本書中也將詳述，能量石如何幫助我們達成人類潛在擁有的「生之目的」。

簡單來說，能量石不僅能治癒身體症狀、療癒心靈，更能成爲支持著我們精神的力量。

這份力量，與守護著我們的慈悲宇宙一樣是偉大的存在，能量石可以說正是來自宇宙的禮物。

若能善加利用能量石的力量，一定能幫助我們打造健康的身體與豐富的人生，獲得至高無上的幸福。

堀田　忠弘

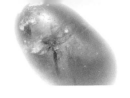

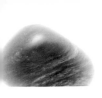

# 醫師推薦！能量石的療癒力 目次



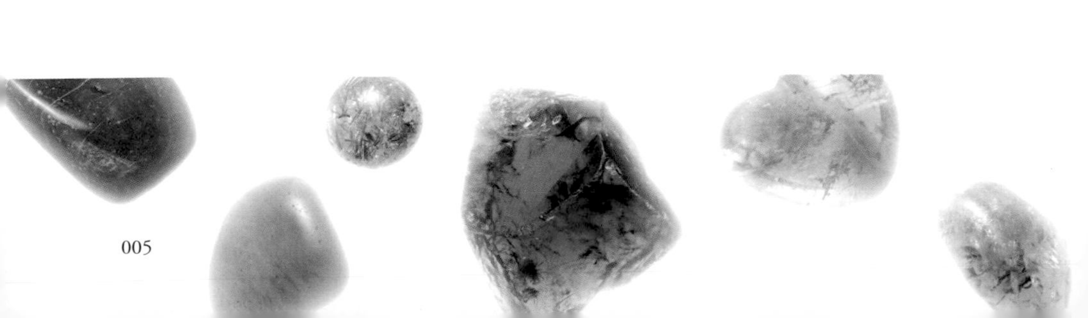

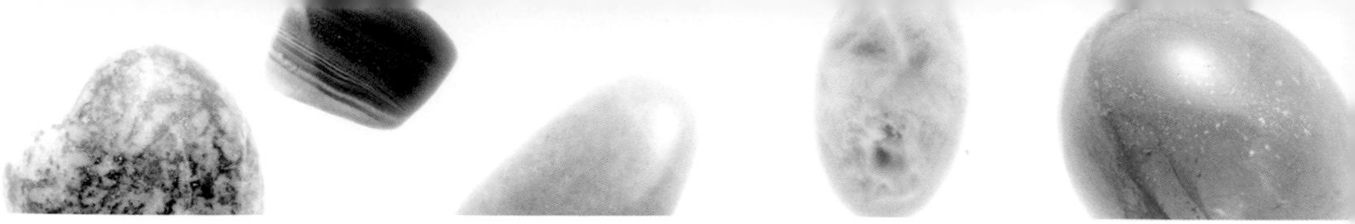

第2章



第3章



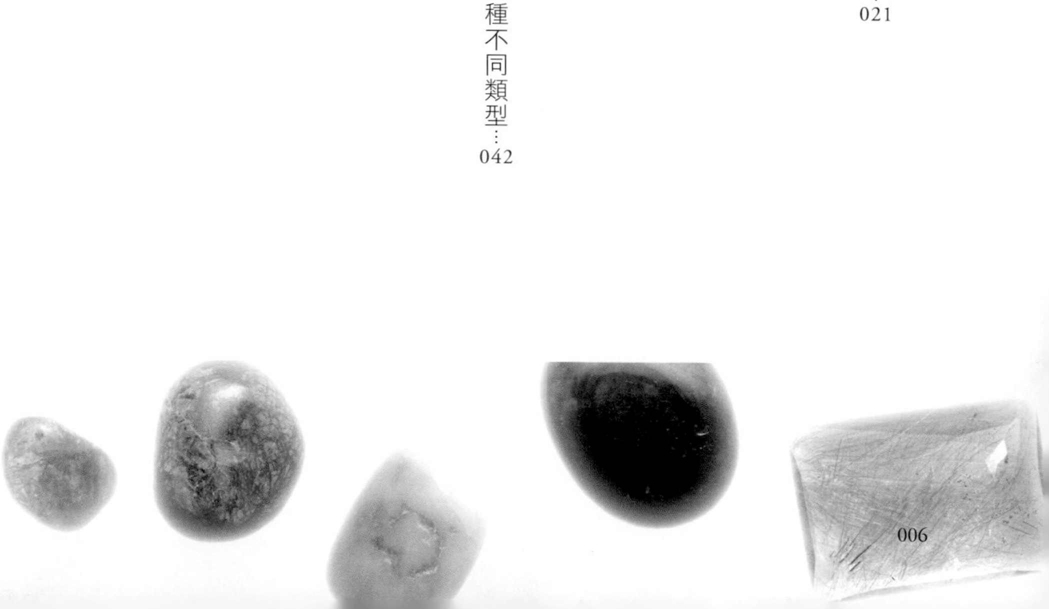

第4章



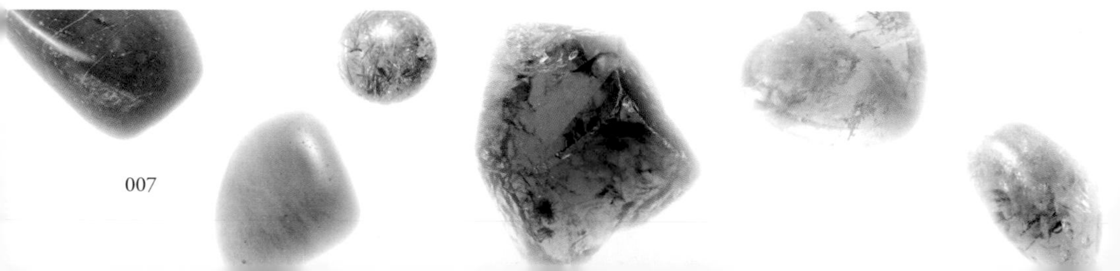

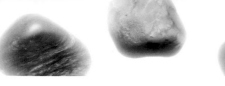

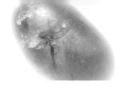

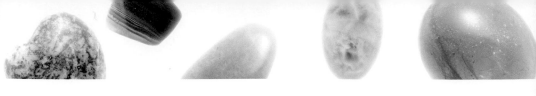

## 第5章

## 以天地之能量治癒疾病的「寶石光線療法」……121

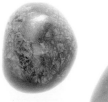

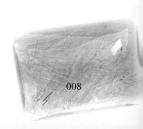

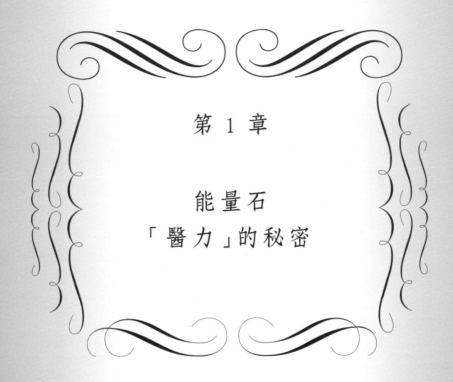

# 第 1 章

# 能量石
# 「醫力」的秘密

# 濃縮宇宙光線的能量石

## 人類根源乃是石頭

我們人類所居住的這個地球在距今約四十六億年前，反覆接受了數次小行星的撞擊。當時的地球表面，是一片濃稠的熔岩之海。

在反覆的撞擊過程中，較重的元素逐漸下沉，形成了地球核心，較輕的元素則浮上來，形成了被稱爲「地幔（mantle，又稱地函）」的地層部分。

接著，更輕的元素又在地球表面形成地殼，當地殼表面冷卻時，大氣中的水蒸氣化成了雨降落於大地，使得地殼中的礦物質溶解，形成了海洋。

不久之後，海水中蘊含的礦物質與宇宙光線中蘊含的生命能量合爲一體，形成了被視爲生命起源的物質，慢慢孕育並誕生出地球上的生命。

我們可以如此回顧地球的歷史：最初的熔岩冷卻後形成了岩石與各種石頭，繼而有了水與土，生命從而誕生。

換句話說，岩石在地球上乃是比生命起源還要古老的存在，甚至說岩石就是生命的源頭也不爲過。

正因爲我們人類有過如此的根源，對於大地與岩石才會莫名地，本能般懷抱著一種安心感與親近感吧。

## 岩石、礦物、礦石、寶石以及能量石的差異

描述石頭的詞彙，有岩石、礦物、礦石、寶石、能量石等等五花八門。爲了明確定義能量石的性質，本書便先對這些不同種類的石頭做簡單的說明。

岩石的形成，可分爲三種方式（火成岩、沈積岩、變質岩）。

火成岩，是地殼深處累積的液化岩石（岩漿）朝地表上升，冷卻後形成的岩石種類。沈積岩，是火成岩的一部分經過風化與雨水侵蝕後成爲土砂，堆積而成的岩石種類。而變質岩，則是位於地底的岩石受到非常高的壓力與高溫影響後，使其成份組成產生了變化所形成的岩石種類。

礦物，是形成岩石的最小單位，由幾種元素以一定的化學結構與結晶構造所形成。例如水晶，就是由一種叫做石英的礦物所形成的大型結晶。數種的礦物結合而成的集合體就是岩石。

礦石，是含有大量鐵等具有使用價値的金屬礦物。寶石，則指的是礦物之中外形美觀而數量稀少，又或是具備耐久性，能作爲裝飾品使用的種類。

不過其中也有些例外。例如由生物或植物形成的珍珠、珊瑚、鱉甲、琥珀等，嚴格來說並不能稱之爲礦物，但由於外形美觀以及同樣採集自地底之特性，而被歸爲寶石的範疇。

關於能量石，並無如岩石一般嚴謹明確的定義，多半指的是礦物或寶石之中，具備能帶給人們幸運與療癒力量的種類。

存在於自然界中的所有石頭，或多或少都暗藏著某種力量。那力量雖肉眼不可見，卻能影響我們的肉體與精神，帶來療癒作用。而其中力量顯著強烈的，即是能量石。

## 來自宇宙的禮物

能量石是受到地層中高壓與高溫的影響，歷經非常漫長的歲月洗禮，並有數種元素接受宇宙光線的照射之後形成的結晶。

不只如此，由於每顆能量石都是具有微妙差異的素材在不同的環境下形成的，因此每一顆都充滿獨一無二，非人力所能爲的神秘美感與力量。正是這份力量，能夠帶給人們幸福，同時也是引領人們走上健康之路的力量根源。這一點，可說是能量石與人工寶石最大的不同點。

宇宙，充滿了對萬物的愛，守護並療癒著一切，釋放推動進化與發展的力量。在這樣的宇宙力量下誕生的美麗生命體——地球之中，一顆顆的能量石帶著各自不同的個性與藝術之美被創造出來了。

於是能量石，堪稱爲來自宇宙的禮物。善用能量石那能夠使身心平衡的療癒力，可幫助人類與生俱來的本能覺醒，以最大限度活用這樣的本能，就是對贈予我們這美好禮物的宇宙，最大的回報。

# 能量石擁有最精妙的波動

## 自古以來便以一種療癒的方式廣為運用

人類使用能量石，能追溯到古老的西元前數千年前，無論東西洋都留下使用能量石的記錄。

能量石用途廣泛，除了當作裝飾品外，也被人類當作權力的象徵、護身符、治療工具，以及療癒身心之用等等。這一定是因爲人類從能量石上感受到了超越人類智慧的不可思議力量之故吧。

古代的人們，一定是從經驗中得知藉由將能量石佩戴在身上的行爲，不只能突顯本身性格、展現魅力，更能獲得精神上的安定，充實精氣神，對於幫助疾病恢復方面也有顯著的效果。

約莫西元前一五〇〇年，古埃及所留下的世界最古老咒術醫學文獻記錄「埃伯斯紙草文稿（Ebers Papyrus）」中，與蓖麻子油、橄欖油一併使用於各種各樣疾病治療的，便有青金石（琉璃）、藍銅礦、赤鐵礦等能量石，以及金、銀、銅等金屬礦物。

其後，除了將寶石用於裝飾之外，人們依然不斷地將其貼在身體疼痛的部位，或磨成粉末服用，也有將石頭浸於酒精或清水之中再加以飲用的例子，總之能量石自古以來便廣泛運用於治療用途。

如此，將能量石當作藥石使用的傳統，成爲傳承醫學的一大支柱，時至今日仍在印度的阿育吠陀（Ayurveda，印度傳統醫術）、中國醫學，以及西藏醫學中代代相傳，受到推崇守護。我於七年前開始運用能量石進行「寶石光線療法」，至今已幫助將近千人恢復健康。

以我過去從西洋醫學與漢方中醫的治療中獲得的經驗得知，能量石能發揮比藥物更高的療效。因此本書中大膽將宇宙創造物，也就是能量石的力量稱爲「醫力」。因爲「醫」這個字，本來就帶有「順應自然天理治療」的意味。

## 能量石的「醫力」之根源

世界上的一切存在，都以極小幅度振動著。這是已經獲得現代科學肯定的事實。振動產生一定數值的周波數，我們將之稱爲「波動」。

因此，說世界上的一切都是由「波動」構成並不爲過。不只是肉體或能量石這類物質的構成是如此，就連我們人類的言語、感情、意識、心魂，一切的一切都有其固有的波動。**這些波動與能量石的波動產生共鳴時，就能創造強力的力量。**

能量石散發的波動，可用以下四種大項基本分類。

- 宇宙光線的波動
- 地球（地核、地幔、地殼、海洋）的波動
- 從固有結晶構造散發出的顏色之波動
- 產生地點的環境波動

換句話說，隨著能量石所採掘出的地點、原石最初附著的母岩、內在蘊含的元素的份量、顏色、外型、大小等等的不同，造成每一顆能量石都擁有相異的波動。

還有一點，就是濃縮於能量石之中的宇宙光線造成的波動。

擁有生命的一切物體，都能在宇宙光線形成的生命能量之下，進行生命活動。這一點人類也不例外。因此也可以這麼說：宇宙光線，就是生命力的源頭。

宇宙光線包括肉眼可見的紅、橙、黃、綠、藍、靛、紫七種可視光線，以及肉眼不可見的紫外線和紅外線兩種不可視光線，加起來共有九種。我們每一天的生活之中，都接受這樣的宇宙光線，藉以維持自身健康。

當這宇宙光線失去平衡時，就會產生光線不足的情形，導致身心失衡紊亂，從而演變爲疾病與各種問題。所以，**欲恢復健康，就必須正確地補足缺乏的光線**。**濃縮了宇宙光線的能量石，便是最有力的補給源，而且無論怎麼使用都不需擔心匱乏**。使用能量石調整不足的光線，引導人們獲得原本應有的健康肉體，便是我所從事的寶石光線療法之原理。（關於寶石光線療法的詳細情形，可參考第5章。）

同時，濃縮於能量石內部的，並不單純只有來自宇宙光線的光而已。在宇宙光線結晶化的過程之中，來自宇宙的訊息也成爲記憶，留在能量石之中。

來自宇宙的訊息，一言以蔽之，就是「**讓一切生命都能徹底發揮與生俱來的獨特光芒，同時創造出完美協調的世界**」。這個訊息，爲了以各種不同的方式傳達，而化作各種不同言語，刻劃在一顆一顆能量石當中。

含有這份來自宇宙訊息的宇宙光線，其帶有的能量，就是能量石中蘊含的醫力本質。靠著這樣的醫力，我們的肉體與心靈將獲得平衡，精神也將獲得療癒，人體本來具有的自然治癒力（肉體本來就擁有自行治療疾病或傷口的能力）得以湧現，身體狀況也會越來越好。

## 淨化潛在意識中的負面記憶

以下將深入探討，能量石又是如何爲心靈帶來影響。

隨著世界上的物質享受越來越豐富，科學越來越發達，反而出現越來越多覺得身心失去協調的人，這個狀態眞是令人感到非常諷刺。

身心之所以會失調的原因，包括飲食及電磁波在內的環境因子、受到農藥或添加物污染之食材等的物質原因，以及精神性的原因，這兩者交互影響，可說錯綜複雜。

若主要原因爲物質原因時，相對比較容易解決，但若主要原因爲精神原因的話，對應起來就比較棘手。

大部分的精神性原因，即使自己明白問題何在，卻還是無法控制。那是因爲**存在潛在意識之中的負面記憶，大大地影響了思考模式的緣故**。

恐懼或不信任、罪惡感、自卑感、悲傷以及絕望，若能將以上負面記憶從潛在意識中解放，對於慢性的肉體疾病和精神性疾病，將具有重要且相當大的療效。

想要清除潛在意識中的負面記憶，可以藉由聲音、香氣、花草，以及石頭等各種各樣的方式來進行。而我認爲在這些物質之中，能量石最能深入潛在意識，將波動傳達到意識底層。

內含來自宇宙訊息的能量石持續發出正面積極的波動，慢慢地改變人們意識的狀態。

意識一起了變化，會連沉睡於意識底層的潛在意識都受到影響，連帶思考方式與行動也會變得圓滑柔軟，慢慢地原本存在於潛在意識中的負面記憶便會得到解放。

（不只如此，若能不光依賴能量石的力量，有能力的話，最好試著努力自行回溯自己潛在意識中負面記憶發生的原因，效果會更好。）

能量石展現出的效果，會依每個人潛在意識中負面記憶的程度與內容而有所不同。有些人馬上就能獲得明顯效果，也有必須歷經幾年才得以收到成效的人。即使短期間內無法感受能量石的效果，幾年下來，也一定能明顯感受到能量石的成效。第4章中介紹了各種能量石的特徵，去了解它們各自傳遞了來自宇宙的何種訊息，並好好加以運用，才是最重要的。

能量石的醫力，必定能幫助人打從精神開始獲得療癒。爲了讓身、心、靈都散發健康的光彩，請務必試試活用能量石吧。

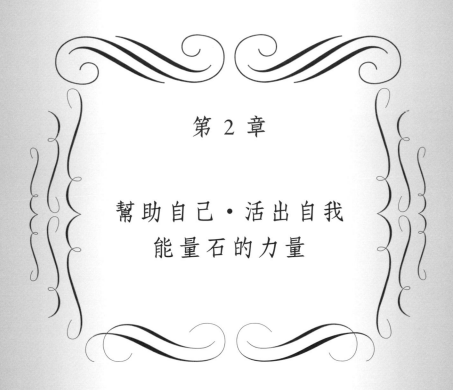

# 第 2 章

# 幫助自己・活出自我
# 能量石的力量

# 活化生命能量的出入口「脈輪」

## 認識脈輪的運作

地球上存在的一切生物，都需要宇宙光線（生命能量）。沒有宇宙光線，所有生物都將不存在。我們人類也一樣，藉由將充滿於空間之中的生命能量輸入體內，便能培育生命力。

當這種能量過度或缺乏時，自癒力（肉體與生俱來，能治癒疾病與傷口的能力）便面臨低下，開始無法維持健全的生命活動力，導致容易生病。這部分在前一個章節也約略提過了。

欲取用這樣的生命能量，有兩種途徑可循。一是調整呼吸，另一個便是肉眼所不可視的「脈輪」。

所謂脈輪，在梵語中指的是「車輪」的意思。在超感應方面獲得覺醒的人，或是悟道的人都能夠看見脈輪，這時看見的景象有如發光的車輪，「脈輪」一詞便是據此命名的。脈輪被視爲生命能量的出入口，主要的脈輪沿著身體的中心線排列，共有七個。

脈輪主要的運作，可分爲三種。

①將肉體、心靈與精神統合爲一個身體。

②透過經絡（「氣」流通時的通道）或內分泌腺（調整荷爾蒙分泌與運作的器官），將取得的生命能量提供給體內的臟器與組織。

③與異次元的存在進行溝通。

當我們的肉體、心靈與精神順利調和至平衡狀態時，人類本來擁有的絕大力量便可得以發揮。

七個脈輪各自帶有其固有的精神意義，與特定的臟器密切相連。當某處的臟器發生異常時，與此臟器相對應的脈輪便會失去平衡。相反地也是如此。當某個脈輪失去了平衡，與其對應的臟器便會受到影響。

脈輪的活動力越高，不只能讓肉體的機能變好，腦部活動與靈感等感受性也會提高，創造力與直覺也將更能獲得發揮，有些人甚至可能因此預知未來，或使用心電感應與異次元的存在取得聯繫，彼此溝通。

像這樣，脈輪一方面維持身體的健全狀態，一方面幫助人類發揮與生俱來的優越能力，具有很重要的作用。

## 與天地相繫活出自我

七個脈輪，各有其固有的對應顏色。而將相同色系的能量石置放於各個對應脈輪的位置，藉此調整脈輪平衡的方法，早在很久之前便開始被運用著。

另一方面，我也調查了發源於德國的振動醫學（研究波動對醫學產生何種效果的學問）之中所提倡的，從周波數（波動）層面來關注能量石與脈輪之間的關係。結果，我有了很有趣的發現。

除去珍珠、紅珊瑚、琥珀等非礦物系之外，其他所有的能量石都擁有與第1脈輪及第7脈輪共鳴的周波數。

## 七個脈輪的場所及其重要特徵

七個脈輪，分別位於身體中心線上的七個位置。來自地球的大地能量與來自天外的宇宙能量經由脈輪吸收至體內，使能量於體內循環。

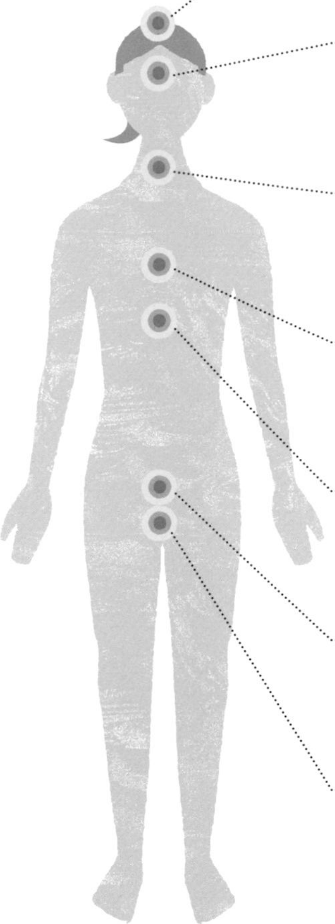

**第7脈輪**

與大自然合為一體
【脈輪位置】頭頂部
【脈輪顏色】紫色

**第6脈輪**

感知超越五感的世界
【脈輪位置】眉間
【脈輪顏色】靛色

**第5脈輪**

培養展現本然自我的堅強意志
【脈輪位置】喉頭
【脈輪顏色】藍色

**第4脈輪**

提高體諒之心與愛的力量
【脈輪位置】胸部正中央
【脈輪顏色】綠色

**第3脈輪**

信任自己的力量並開拓人生
【脈輪位置】心窩
【脈輪顏色】黃色

**第2脈輪**

尊重他人的心情構築良好的人際關係
【脈輪位置】下腹部
【脈輪顏色】橙色

**第1脈輪**

作為自我存在基礎的本能力量之根源
【脈輪位置】肛門與性器官之間
【脈輪顏色】紅色

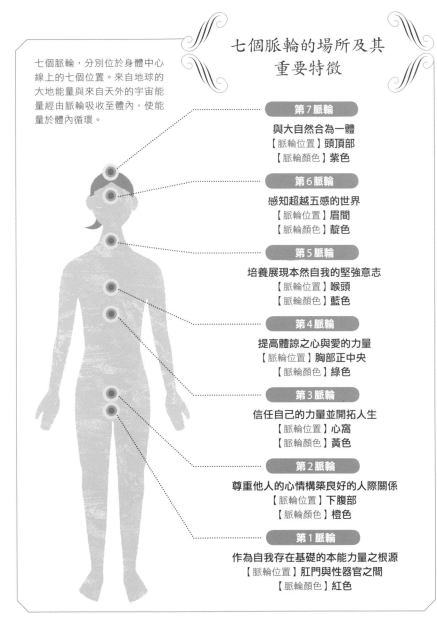

所謂的共鳴，指的是相隔一段距離的兩個物體在周波數相同的情形之下，相互吸引，令能量擴張的現象。共鳴可使能量擴張，提高脈輪的活躍度。因此，在此我們可簡單將共鳴想成活性化即可。

我們可以將第1脈輪想成有著與地球（也就是大地）相同的波動，而第7脈輪則有著與天空相同的波動，所以能量石也就等同於擁有與天地相接的能量。這也就是為什麼，當人們持續接受來自能量石的能量時，便能一方面感到腳踏實地，一方面內心湧現豐富的感性之故。

不只如此，除了第1脈輪與第7脈輪之外，還能與其他脈輪中的兩個產生共鳴。也就是說，一個能量石共能促進四個脈輪的活性化。

同時，即使是非礦物系的珍珠，也能促進第2、第5、第7脈輪的活性化，而紅珊瑚則對第1、第2、第5脈輪的活性化有幫助，此外琥珀則促進了第1、第3、第7脈輪的活性化。

前面已經提過，使用與脈輪相同色系的能量石促進脈輪的活性化或幫助其鎮靜化，是自古以來已經證實運用的方式，而我認為，運用能量石時不只是顏色，波動的共鳴更是相當重要的。

從這觀點看來，能與脈輪產生波動共鳴的能量石，不一定會與脈輪有相同色系。

舉例來說，第2脈輪的對應顏色雖然是橙色，但在波動上能與第2脈輪產生強烈共鳴的能量石卻是祖母綠，而第3脈輪的對應顏色雖是黃色，與其產生強烈共鳴的能量石也並非黃色，而是白色的月長石。

而且，即使只是含有成份種類的一點差異，或是份量的不同，都會導致石頭的顏色產生相異，更別說加熱等處理過後的石頭，其呈現出的色澤也會改變。

當然，脈輪的顏色大多都和能予以活性化的能量石色系相近。例如，紅玉髓是一種能活化第2脈輪的能量石，而紅玉髓的外觀便與第2脈輪的屬色共通，都是橙色。也就是說，大多數時只要使用與脈輪相同色系的能量石，便能產生效果，所以不必想得太複雜。

無論如何，能量石都能確實幫助我們完成「腳踏實地扎根大地，與蒼穹相連活出自我」的願望。

## 不同脈輪所蘊含的意義

那麼，以下便爲大家介紹各個脈輪代表的意義及對身心帶來的影響，和最能刺激各脈輪活性化的能量石。

# 第1脈輪

## 作為自我存在基礎的本能力量之根源

【強烈共鳴的能量石】紅珊瑚

【脈輪位置】坐骨周邊

【脈輪顏色】紅色

【關聯器官】直腸、肛門、膀胱、尿道、副腎、前列腺、骨、關節、脊髓等

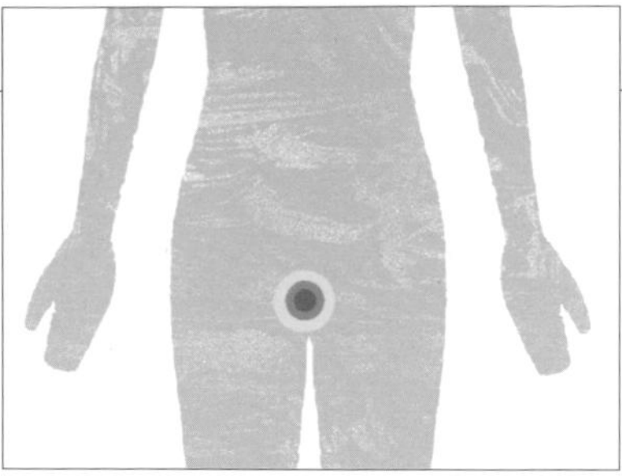

第1脈輪作為安定身體的基座，給予身體基本的生命活力一能量。能讓我們扎根大地，成為屹立不搖的存在，確立自我。此脈輪帶來內在的安定、自信心、自尊心的建立。

另一方面，當與父母之間出現問題，或是夫妻感情失和，生活在氣氛緊繃的家庭環境，抑或處於感覺自我存在受威脅的職場環境時，此脈輪的活躍度就會減低。此外像是對於自我出身與周遭環境抱持強烈自卑感的人也屬同一種類。在以上情況下人們將失去積極向前的生命力，如此，與此脈輪相對應的人體器官活動力也會減低。

想提高此脈輪的活躍度，首先包括雙親在內，要對與自己的存在密切相關的人心懷感謝。才能確定自己的存在，奠定健康生活的基礎。

**第1脈輪的活躍度下降時易出現的症狀**

- 容易便秘、長痔瘡、漏尿或引起膀胱炎
- 容易骨折
- 關節疼痛
- 體力衰退
- 情緒容易不安定

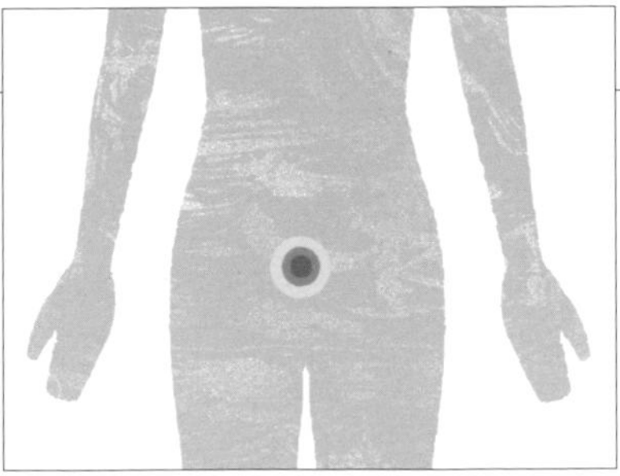

## 第2脈輪

### 尊重他人構築良好的人際關係

【強烈共鳴的能量石】**祖母綠**

【脈輪位置】**下腹部**（肚臍下方4～5公分處，也就是「丹田」部位）

【脈輪顏色】**橙色**

【關聯器官】**大腸、小腸、腎臟、子宮、卵巢、睪丸等**

第2脈輪主掌人際關係，重視相互尊重、圓滑的人際關係。對生殖機能具有影響。此脈輪的活躍能幫助自己與他人關係親密、帶來性方面的喜悅。在第1脈輪運作下扎根於大地後，第2脈輪的能量使我們更能品嚐人生喜悅。

當情緒煩躁、責怪怨恨他人時，此脈輪機能便會衰退，對肉體影響包括生殖機能，甚至會使相關臟器產生病痛，或導致排斥性愛、性冷感，也有出現過度依存性愛的情形。

在面對討厭的人時，就把對方當成是面與自己對照的鏡子吧。其實那是內在自我嫌惡的部分。了解這點後，看待他人的目光將會改變，厭惡的心情也能變得淡然。同時，也因認同了自我嫌惡的部分，內心獲得解放，心情得以舒緩，連帶也使人際關係慢慢改善。

**第2脈輪的活躍度下降時容易出現的症狀**

● 腸胃不適，容易拉肚子 ● 腎機能衰退，容易浮腫 ● 生理痛、生理不順等婦科問題
● 產生性冷感、性障礙傾向，或是相反地太過依賴性愛

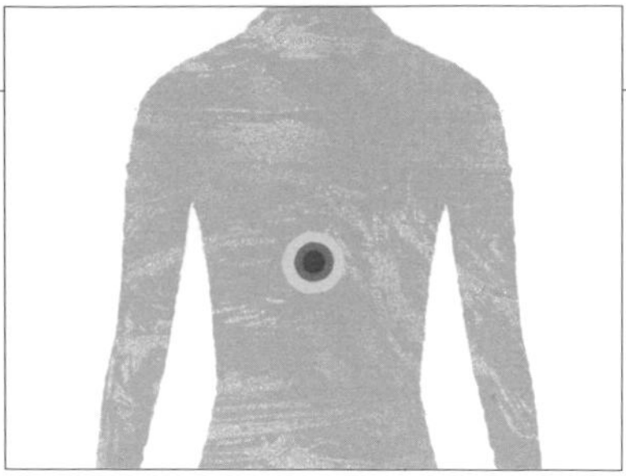

## 第3脈輪

# 信任自己的力量並開拓人生

【強烈共鳴的能量石】月長石
【脈輪位置】心窩
【脈輪顏色】黃色
【關聯器官】食道、胃、十二指腸、胰臟、肝臟等

第3脈輪促進自覺，幫助人們依照自己的希望開拓人生，掌管信賴自我、秉持自信向前進的能量。當人們能相信自己的夢想目標向前進時，此脈輪便會變得活躍。另外脈輪能量也會讓腸胃健康良好。

相反地，喪失自信、躊躇不前，或背負過多不必要責任感、性格易怒的人，此脈輪的機能將會衰退。脈輪機能衰退也會對消化器官帶來不良影響，造成食慾不振、下痢、胃部不適。過度操心或思考，都會使腸胃虛弱，怒氣則會造成肝臟出問題，事物的發展不如己願而焦躁不安，會對胰臟造成傷害。

當坐困愁城不知何去何從時，請提起勇氣試著踏出第一步吧。如此一來，事情的發展將會不可思議地朝自己意想不到的方向演變。最重要的，一定要先相信自己。

**第3脈輪的活躍度下降時易出現的症狀**

- 消化不良、胃酸過多等，消化器官方面的不良症狀
- 容易疲勞
- 糖尿病
- 肝功能低落

## 第4脈輪

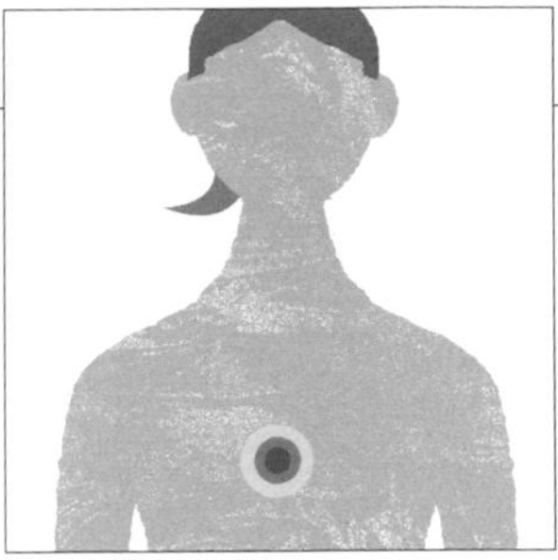

# 提高體諒之心與愛的力量

【強烈共鳴的能量石】粉晶

【脈輪位置】胸部正中央

【脈輪顏色】綠色

【關聯器官】心臟、血管、血液、乳腺、胸腺、免疫系統

第4脈輪又被稱為愛之脈輪，幫助人們從給予與接受（Give & Take）的關係中，發現付出的喜悅，並演變為真正的愛。

此脈輪首先能協助人們無條件接受原原本本的自己，從而對周遭的人付出滿懷的愛，進而培養忍耐與寬容的心。

培養了如此的心境後，不僅能發現愛的重要，也能對何謂真實的愛有所自覺，進而養成樂觀的思考方式。更容易發現、欣賞人心之中的真善美。如此一來，在肉體方面，心臟與乳腺的活動將變得良好，免疫力（體內對抗疾病的作用）獲得提昇。

相反的，當內心存有拒絕、嫌惡、否定、悲觀等負面情緒時，此脈輪的運作也將變得不活躍，與其相關的臟器活動力隨之低落。特別是本脈輪與免疫力息息相關，當人體免疫力降低時，就容易罹患重大疾病。

**第4脈輪的活躍度下降時容易出現的症狀**

- 心悸與心脈不整
- 高血壓
- 身體抵抗力低落
- 乳腺疼痛

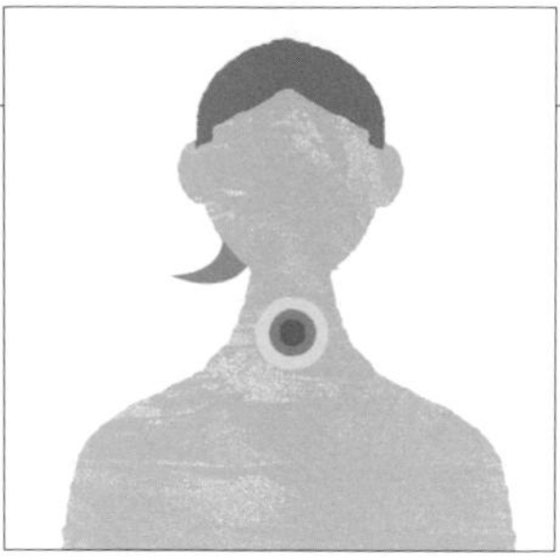

## 第5脈輪

### 培養展現本然自我的堅強意志

【強烈共鳴的能量石】土耳其石、青金石（琉璃）
【脈輪位置】喉部
【脈輪顏色】藍色
【關聯器官】甲狀腺、口腔、喉嚨、支氣管、肺部、皮膚、耳朵、肩膀、淋巴腺

第5脈輪能豐富溝通能力，令人們更能接受自我及萬物本來的面貌。此外，也幫助培養自我意志力。當此脈輪活躍運作時，人的價值觀將更能獲得肯定，與人溝通時更能感受到對方在言語外所欲表達的想法感覺。同時也更有耐性去完成既定目標。

由於自己的意見經常不被認同，或自己的發言常造成氣氛尷尬，幾次經驗下來導致不敢表達自己真正的意願，或明明排斥卻無法完全拒絕，無法著手於真正想做的事，最後變得滿嘴藉口。這樣的人該注意，這或許就是第 5 脈輪出現問題的警訊。如果察覺自己有這種傾向，請記得一定要坦率地將自己內心所想的説出口，或是先立下簡單的目標，循序漸進地去完成。

**第 5 脈輪的活躍度下降時易出現的症狀**

- 呑嚥困難、喉嚨有梗塞感
- 甲狀腺（位於喉部分泌荷爾蒙的器官）出現問題
- 口內炎、肩膀僵硬、容易耳鳴
- 容易罹患感冒

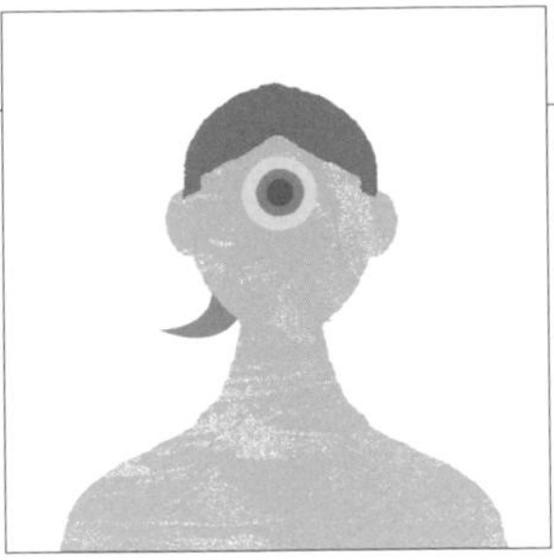

# 第6脈輪

## 感知超越五感的世界

【強烈共鳴的能量石】紫水晶、水晶
【脈輪位置】雙眉之間
【脈輪顏色】靛色
【關聯器官】腦、神經系統、眼睛、耳朵、鼻子

第6脈輪引導人們利用五感獲得的訊息基礎，以客觀方式思考，進而感知超越五感的世界，也可說是開發第六感的脈輪。相信人人都曾有過「靈光一現」，或某種難以言喻的直覺經驗。能夠捕捉這種超越五感訊息，並超越一般理論、思考、經驗之訊息（=直覺、靈感）的，就是第6脈輪。本來我們人類就具有這種能力，只是因科學的發達而失去使用的機會，沉睡於身體中。

任何事物都非經由科學解釋、理論證實不可的態度，反而讓人類好不容易擁有的直覺能力無法覺醒。當第6脈輪活躍時，將會頓悟過去怎麼思考也不明白的事物，或召喚幸運、獲得重大發現等，發生一些意想不到的好事。如果你也感受到了什麼，就去順應那個聲音吧。如此，沉睡的力量將會覺醒。

**第6脈輪的活躍度下降時易出現的症狀**

- 為頭痛所苦
- 眼睛疲勞、睡眠出現障礙
- 記憶力減退、健忘

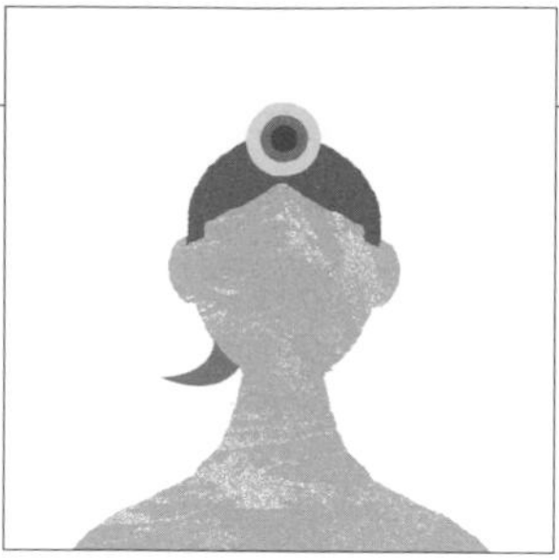

# 第7脈輪

## 與大自然合為一體

【強烈共鳴的能量石】**紅寶石**

【脈輪位置】**頭頂部**

【脈輪顏色】**紫色**

【關聯器官】**松果腺體**

人類無法脫離大自然生存，如何與大自然（宇宙）合為一體成為人類永遠追求的主題。第7脈輪就擔負著聯繫起人類與大自然的任務。

此外，我們人類不只在地球這個三次元的世界中受到許多人的扶持而生存著，同時也受到來自其他次元的許多存在支撐。此脈輪也可幫助我們與這些多次元中的存在取得聯繫獲得溝通，藉以提昇並發揮自身才能。

能令第7脈輪運作活躍的，就是不求回報的愛。不過，當所有脈輪都均衡地獲得活性化時，更高階層的能力即可覺醒。不需執著於第7脈輪，請由各脈輪中讀取自己當前必須面對解決的問題，並確實地著手應對吧。

附帶一提，與本脈輪息息相關的松果腺體，是位於大腦兩半球間的器官，專司將多次元的情報傳遞給腦部，並掌控免疫力與睡眠荷爾蒙的分泌。

**第7脈輪的活躍度下降時易出現的症狀**

- 一昧追求物質上的充足
- 傾向否定超越人類智慧的事物

# 支援人生目標

## 人是因為目標而誕生的

前述提及能量石具有如何治癒人心靈與肉體的「醫力」，接下來要談的是能量石所具備的足以支撐精神日標之力量。

關於能量石的力量，是奠基於印度吠陀經（原文爲梵語。拉丁轉譯爲Veda。又稱韋達經、韋陀經、圍陀經等，是印度的宗教文書與聖典之總稱）中的知識，日後並成爲印度行星寶石學及行星數智學的基礎。

所謂的行星寶石學，是一門由人類與行星以及寶石之間的關係，來探求宇宙本質與人類生存之道的學問。

吠陀經中，認爲萬物一切存在皆可由數字含括。藉由數字來理解吠陀經中森羅萬象（指宇宙中所發生的一切事物）之法則，這種手法與學問即稱爲行星數智學。

在本書中介紹的，是筆者師事對上述學問極有研究的舩川明男先生後，再加以解釋，並透過每天的診療來實證，重新建構過的學問體系。

我們人類的本質乃是超越身與心的靈，靈將永遠存續、進化、成長。因此，人類可以不斷地投胎轉世體驗人生。這就稱爲輪迴。在每一次的輪迴轉世中獲得的經驗記錄於潛在意識的深層部分，作爲情報資訊保留下來。

人們就以這些受到保存的情報資訊爲基礎，決定下一次的人生，選擇達成其目標所必須的環境。而爲了能最有效率地實現目標，就必須活用行星的力量。

每顆行星都有其不同的特徵，所有生物都受到來自行星的巨大能量影響。人類誕生前，能判斷哪顆行星的能量最能幫助自己達成目標，從而選擇於那顆行星的力量最大的日子誕生。一般常識認爲嬰兒的出生日受到母體與子宮狀態的影響，殊不知與胎兒自身的意志也有相當大的關係。

## 九顆行星的影響力

既然人們的誕生如同前述，是在擁有目標之下據此目標選擇適合自己的行星與出生日期，那麼只要先知道與某人出生年月日一致的行星特徵，就能得知此人的人生方向性及目標了。

在得知了自己今世誕生時的目標後，大多數人便能夠理解自己過去經歷過的事，或現在面對的問題究竟對自己的意義何在。那些都是爲了達成目標而必需的經驗。

在一生之中爲我們帶來影響的有太陽、月亮、火星、水星、木星、金星、土星、羅睺與計都九顆行星（不同於現代天文學上太陽爲恆星，月亮爲衛星，這裡引用的是印度的行星寶石學中的天文概念）。

羅睺與計都這兩顆星實際上並不存在，它們是基於計算數式而導出的「概念」上的星體。這兩顆星表示出太陽與月亮軌道的交會點，羅睺是從地球看出來北半球側的交會點（昇交點），計都則是位於南半球側的交會點（降交點），分別被認爲是引起日蝕與月蝕的星體。從羅睺與計都的存在來考量，九大行星並非實際存在的星體，而是應該當作一種存在於支配宇宙全體的法則之中的能量體來理解。

從這樣的概念，行星寶石學便導出了與各大行星擁有相同能量的對應能量石。例如太陽對應紅寶石，月亮對應珍珠等。

在身上配戴與屬於自己的行星對應的能量石，是接受行星能量最簡單也最有效果的方法。同時能量石也能在我們實現人生目標的路上，助我們一臂之力。

## 數字與行星以及能量石之間的關係

在行星寶石學與行星數智學之中，認爲一切現象都能以九個數字加以統括。而每個數字都有著其固有的意義和各自的象徵主題。此外，每個行星也都各有其對應的寶石。從每個人的出生年月日可以算出自己受到哪一顆星的影響。

從出生年月日中算出的數字，分爲本質數與命運數兩種。無論哪一種都是一到九這九個數字的其中之一，有時也會出現本質數與命運數數字相同的情形。（計算方法請參見左頁）

**本質數是代表每個人一生主題的數字，從本質數可推算出與生俱來的個性和資質，以及生存的目標。**

**命運數是支援我們的生存目標，讓人生更充實的數字，**也可說是代表附加主題（副主題）的數字，主要會在三十五歲到四十歲之間帶來較大的影響。

每個數字都各自對應著以下主題和行星，以及能量石。本質數或命運數都以相同的方式查對即可。

# 計算方法

## ●本質數的計算方法

從出生日來計算。
如果出生日期為一位數字，該數字即為本質數，若是二位數，
則將兩個數字相加，直到得出一位數為止。

【例1】7日生的人→　**本質數為7**
【例2】29日生的人
2+9=11→1+1=2→　**本質數為2**
※10日生的人，1+0=1→本質數為1。

## ●命運數的計算方法

從西曆的出生年月日來計算。
將出生年月日的數字相加，直到得到一位數為止。

【例】　1984年12月7日出生的人
1+9+8+4+1+2+7=32
3+2=5→　**命運數為5**
※1984年12月7日生的人，本質數為7，命運數為5。

---

※一般來說，日期的變更都以午夜0時為界，但印度的行星寶石學與行星數智學中，卻認為日期應在破曉時進行變更，也就是日出前約一小時。例如7日凌晨2點出生的人，將視為6日出生。

不過，在這種計算方式之下，當日出時間不同，日期變更的時刻也隨著改變，因此不同的季節也會對計算方式產生不同的影響。不清楚自己正確的出生時刻，或即使出生於破曉之前，卻不知道自己生日當天正確的日出時間者，可以同時計算一般日期的數字，與前一天的數字，兩相比較後再做選擇。

## 本質數&命運數

# 1

【對應的行星】**太陽**
【該行星顯示的主題】**不求回報的愛、寬容**
【能量石】**紅寶石**（代用石：紅石榴石）

# 2

【對應的行星】**月亮**
【該行星顯示的主題】**謙虛、慈悲**
【能量石】**珍珠**（代用石：月長石）

# 3

【對應的行星】**木星**
【該行星顯示的主題】**信賴、自由**
【能量石】**黃剛玉**（代用石：黃玉、黃水晶）

# 4

【對應的行星】**羅睺**
【該行星顯示的主題】**承受與包容、自制**
【能量石】**鐵鈣鋁榴石**（代用石：纏絲瑪瑙）

5

【對應的行星】**水星**
【該行星顯示的主題】**喜悅、知性**
【能量石】**祖母綠**（代用石：翠綠橄欖石、砂金石）

6

【對應的行星】**金星**
【該行星顯示的主題】**純真、無限**
【能量石】**鑽石**（代用石：白色電氣石）

7

【對應的行星】**計都**
【該行星顯示的主題】**創造、革新**
【能量石】**貓眼石**（代用石：虎眼石）

8

【對應的行星】**土星**
【該行星顯示的主題】**希望、樂觀**
【能量石】**藍寶石**（代用石：坦桑藍）

9

【對應的行星】**火星**
【該行星顯示的主題】**感謝、勇氣**
【能量石】**紅珊瑚**（代用石：紅玉髓、紅碧石）

## 相同的行星亦有三種不同類型

那麼到此，讀者們都了解對自己人生帶來莫大影響的兩個數字（本質數與命運數），也熟悉自己對應的行星以及散發與行星相同能力的能量石了吧。只要擁有與自己本質數及命運數相對應的能量石就足以發揮效果，若能更深入了解本質數與命運數的象徵意義來活用能量石，其效果將會得到更上一層樓的發揮。以下是關於這點的說明。

即便是同樣一顆行星，在不同人身上也可分爲濕婆（S），婆羅門（B）與毗濕奴（V）三種不同類型。濕婆、婆羅門與毗濕奴都是印度教的神祇，濕婆是掌管破壞與再生，婆羅門是掌管創造，毗濕奴則是掌管維持與發展的神。在印度，人們相信宇宙由這三位神祇來統括。

在我造訪了幾次印度之後，發現這三位神祇其實就代表了三種人類的特徵。於是我試著將S、B、V三神的特徵套用在許多人身上進行驗證，果然發現無論是誰，性格都脫離不了這三種類型。

而本質數與命運數所顯示的人生主題，一樣可細分爲這三項。如此一來，每個人誕生到世間的目的（目標），以及其人生的主題，就都可據此正確地判斷出來了。

想知道自己屬於這三種之中的哪一種類型，雖然也有和計算出本質數與命運數一般的算式可演算，但由於其方法非常複雜，故在此只介紹簡易的檢視版本。

請檢視下列S．B．V三大分類中的細項。找到完全符合的，就是你所屬的類型。如果自己也不清楚或無法判斷時，可請身邊與你熟悉的人代爲檢視。因爲由自己來檢視時，可能會參雜對自我的期許，導致難以判別或結果不夠準確的情形。

【S（濕婆）型】

①想改變自己的心情很強烈
②任何事都想分出是非黑白
③不拘泥於世間常識

【B（婆羅門）型】

①爲了實現理想而努力不懈
②只要全力以赴就不輸給任何人
③喜歡受到注目

## 【V（毗濕奴）型】

①希望活用自己的優點與特質
②喜歡按照自己的步調行事
③善於奉獻自己輔助別人

### 從「本質數」與「命運數」得知人生的目標

本質數與命運數所擁有的三種類型其各自顯示的人生主題，從47頁起以表列方式整理。先以前述方式算出自己的本質數和命運數，接著找出自己所屬的類型，便可按圖索驥得知自己更詳細的人生主題與副主題了。

姑且以先前舉例說明過的1984年12月7日出生者爲例解說，這天出生的人將可從中讀取到什麼樣的訊息呢？

根據計算，這天出生的人在三種類型中屬於S型，所以我們便一起來看看本質數7、命運數5、隸屬S型的人得出的結果吧。

本質數7對應的行星是計都，這樣的人經常以創造嶄新的事物、不斷地進步作為人生首要目標。又因為他屬於S型，將會以超越物質層面，也就是在精神、靈性的層面獲得成長進步為目標。為了實現這個目標，具有輔助與支援能量的能量石就是貓眼石。

與他的命運數5對應的行星是水星。這表示他人生的副主題是帶給周遭喜悅，藉由取悅別人，他的人生將會更豐富。

接著看看符合以上條件的S類型，這類型的人將能在工作之中獲得喜悅。換句話說，他的願望便是從事帶給自己喜悅的工作，並且透過這份工作取悅別人。特別是由於命運數多於三十五歲至四十歲之間帶來較大影響，在這段期間之中想必會特別有實現以上目標的感觸，並較容易獲得實現的機會。當力量不足或遇到困難的時候，能支援、幫助他實現目標的能量石，便是祖母綠。

除了熟知自身的本質數、命運數之外，若能從家人或朋友等周遭的人的數字及行星之間的關係來分析，一定能更加了解對方。同時，雙方也能相互支援對方的人生目標，讓彼此之間的關係更緊密。

當人們的人生朝向自己選擇的目標前進時，最感欣慰的便是我們的精神。若無法察覺這一點，只是盲從慾望而活，則會讓精神疲憊，身心都將承受極大的壓力。要知道，我們的精神所希望的，是能夠活得像自己。
而本質數與命運數能夠爲我們昭示出人生方向，能量石則能輔助我們活出自我。

# 由本質數檢視
# 不同類型的人生主題

1

【影響強烈的行星】太陽
【共通的主題】愛（不求回報的愛）、寬容
【能量石】紅寶石

**【類型 S】追求真實，並將真實傳達給他人**
**【類型 B】以正確的判斷力取悅他人，帶來幸福**
**【類型 V】將自己的力量用來幫助需要的人**

2

【影響強烈的行星】月亮
【共通的主題】謙虛（遵從神明旨意的心）、慈悲
【能量石】珍珠

**【類型 S】擁有高貴的精神**
**【類型 B】與神聖的存在合而為一**
**【類型 V】重視他人的尊嚴**

3

【影響強烈的行星】木星
【共通的主題】信賴（對自我意志的信賴）、自由
【能量石】黃剛玉

**【類型 S】擁有持續的行動力**
**【類型 B】擁有克服壓力跨越障礙的堅強忍耐力**
**【類型 V】相信自己，也受他人信賴**

4

【影響強烈的行星】羅睺
【共通的主題】承受與包容（無論何事都能原諒、接受）、自制
【能量石】鐵鈣鋁榴石

**【類型 S】擁有堅定不移的精神力**
**【類型 B】秉持柔軟的精神力跨越意外**
**【類型 V】無論何事都能保持肯定的態度**

## 5

【影響強烈的行星】水星
【共通的主題】喜悅（取悅他人，帶給他人喜悅）、智慧
【能量石】祖母綠

**【類型 S】在工作上獲得成功與發展**
**【類型 B】控制自己**
**【類型 V】以他人之喜為自己之樂**

## 6

【影響強烈的行星】金星
【共通的主題】純真（無私慾）、無限
【能量石】鑽石

**【類型 S】將一切奉獻給別人**
**【類型 B】以自身的經驗為眾人服務**
**【類型 V】不受邪念操控，活出自我**

## 7

【影響強烈的行星】計都
【共通的主題】創造（隨時都能創造出新鮮事物並不斷進步）、革新
【能量石】貓眼石

**【類型 S】超越物質層面**
**【類型 B】不墨守成規，總是在進化、成長**
**【類型 V】珍惜自己的感性，活得有個性**

## 8

【影響強烈的行星】土星
【共通的主題】希望（總是保持希望，也帶給別人希望）、樂觀
【能量石】藍寶石

**【類型 S】發揮超越常識的力量，帶給他人感動**
**【類型 B】不依賴他人，靠自己獨立完成**
**【類型 V】活用特別專長，過著滿足的人生**

## 9

【影響強烈的行星】火星
【共通的主題】感謝（對任何事都懷抱感恩的心，也受到他人感謝）、勇氣
【能量石】紅珊瑚

**【類型 S】不論遇到何種困難都能找出解決之道**
**【類型 B】即使陷入困境也不輕言放棄，堅持到最後**
**【類型 V】活用自我長才，帶給他人喜悅**

# 由命運數檢視
# 不同類型的人生副主題

※命運數所對應的行星特別是在35歲到40歲之間影響甚鉅，因此它也是讓人生更充實的指標。

## 1

【影響強烈的行星】太陽
【共通的主題】愛（不求回報的愛）、寬容
【能量石】紅寶石

**【類型S】以獨特的思考方式與行動來帶領人群**
**【類型B】工作努力不輸給任何人**
**【類型V】為他人拼命付出**

## 2

【影響強烈的行星】月亮
【共通的主題】謙虛（遵從神明旨意的心）、慈悲
【能量石】珍珠

**【類型S】克服種種困難，擁有豐富的人情味**
**【類型B】融合知性與感性，發揮強大力量**
**【類型V】與任何人相處都抱持著體貼的心**

## 3

【影響強烈的行星】木星
【共通的主題】信賴（對自我意志的信賴）、自由
【能量石】黃剛玉

**【類型S】擁有挑戰新事物的意志力**
**【類型B】擁有樂觀向前的態度**
**【類型V】自己決定的事便會貫徹到底**

## 4

【影響強烈的行星】羅睺
【共通的主題】承受與包容（無論何事都能原諒、接受）、自制
【能量石】鐵鈣鋁榴石

**【類型S】面對一切事物都能坦然接受**
**【類型B】接受發生在自己身上的一切事**
**【類型V】接受自己喜歡自己**

## 5

【影響強烈的行星】水星
【共通的主題】喜悅（取悅他人，帶給他人喜悅）、智慧
【能量石】祖母綠

**【類型 S】在工作中享受樂趣**
**【類型 B】提昇直覺與創造力並且加以活用**
**【類型 V】徹底理解自我特質並用於服務他人**

## 6

【影響強烈的行星】金星
【共通的主題】純真（無私慾）、無限
【能量石】鑽石

**【類型 S】捨棄私慾**
**【類型 B】總是擁有安定的心**
**【類型 V】帶給人們喜悅時自己也能感到幸福**

## 7

【影響強烈的行星】計都
【共通的主題】創造（隨時都能創造出新鮮事物並不斷進步）、革新
【能量石】貓眼石

**【類型 S】尋求未知事物並不斷進步**
**【類型 B】能打破僵局**
**【類型 V】活用自己的個性特徵**

## 8

【影響強烈的行星】土星
【共通的主題】希望（總是保持希望，也帶給別人希望）、樂觀
【能量石】藍寶石

**【類型 S】發揮所有智慧與努力在一切事物上**
**【類型 B】不輕言放棄**
**【類型 V】任何時候都懷抱希望而生**

## 9

【影響強烈的行星】火星
【共通的主題】感謝（對任何事都懷抱感恩的心，也受到他人感謝）、勇氣
【能量石】紅珊瑚

**【類型 S】面對與自己相關的一切全力以赴**
**【類型 B】無論什麼事都積極面對**
**【類型 V】總是不忘笑容**

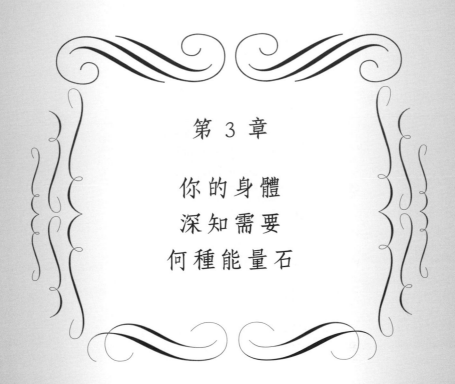

# 第 3 章

# 你的身體
# 深知需要
# 何種能量石

# 以直觀來選擇的方法

## 憑本能尋求需要的東西

本章中將介紹實際上該如何選擇適合自己的能量石，以及平日保養能量石的方法。

我曾在電視上看過野生動物吃泥土的畫面。這是因爲動物靠本能與嗅覺知道，泥土之中含有生存所需的礦物質。

與此相同，我們人類的身體也擁有知道自己需要什麼的本能。當血糖值下降時身體就會尋求甜食，礦物質不足時，就會想吃含鹽分較高的食物，又或是當體內酵素（促進體內化學變化產生的物質，多半存在於生食之中）或維他命不夠了，就會自然而然地想攝取生菜。

另一方面，當這種自然的生理欲求受到理性壓抑，或在壓力過大的情形之下攝取了對身體而言不必要的食物時，健康就會失衡。例如爲了不讓血壓上升而克制對鹽分的攝取，爲了避開對身體不好的生冷食物而減少食用生菜的機會……等等。附帶說明，上述關於鹽分與生菜的觀念都是錯誤的。

的確，攝取過多鹽分之中含有的鈉，是造成血壓上升的原因，但同時只要確實攝取足夠的鉀與鎂，血壓就不會上升了。相反地，若是過度減少鹽分攝取，反而會造成重要的礦物質不足，引發其他重大疾病。鹽分對身體是很重要的物質，食用時請選擇富含必要礦物質與高能量的天然鹽吧。

另外關於生菜，加熱之後會造成一部份維他命的流失。我們人體之中有消化酵素（促進消化的酵素）與代謝酵素（促進體內物質分解的酵素）兩種酵素，光吃加熱過的熟食會不斷消耗體內的消化酵素，同時也會連帶使得代謝酵素的數量減少。而生菜本身就含有酵素，食用時藉由生菜本身的酵素來進行消化，能夠節省體內消化酵素的消耗。

其結果，體內的代謝酵素獲得增加，提高能量的產生，體溫隨之上升，免疫力也跟著提高了。所以就算是身體容易冰冷的體質，也不需要爲了迴避生冷食物的理由而拒吃生菜。

## 能量石告訴我們什麼

接下來談談能量石。很多人在第一眼看到能量石時，都會產生一種受到吸引的感覺。這就是本能察覺到自己現在需要什麼的緣故。

本來打算購買水晶，卻不知何故改買了青金石。有過類似經驗的人應該不少吧。之所以會從原本想買的水晶，轉而購買青金石，是因爲第5脈輪發生問題，而身體深知青金石比水晶更能幫助我們解決這個問題。

就像這樣，不知不覺受其吸引，或在無意識下選擇了的能量石，有很大的可能性是，在那個當下它已經與你產生共鳴的緣故。眞正與你產生共鳴的能量石，會具備以下特徵。

- 說不出為什麼，但令人感到心安
- 令人產生被溫暖包圍的感覺
- 內心感到和平沉穩
- 感覺到體內充滿能量

- 呼吸變得順暢
- 彷彿能聽到石頭正對自己溫柔地說著什麼

只要出現以上這些感覺，或許眼前的石頭就是現在的你所需要的。

能量石是宇宙光線在地球這個生命體中經過長久的歲月進行結晶化，緩慢成長的產物。如果沒有經過人工挖掘出來，還會繼續成長下去。能量石的內部充滿生命能量，也帶來宇宙的訊息。

繼續思考下去，甚至可以說**能量石本身就是一個生命體。與能量石帶來的訊息產生共鳴的人，或許就是聽見了來自石頭的溫柔低語**也說不定。

一如每個人都是世上獨一無二的存在，能量石也各不相同。**獨一無二的人與獨一無二的能量石受到緣份的牽引而相遇，其實並非出自偶然，而是一種必然。**若是邂逅了與自己相合的能量石，請一定要好好珍惜。

當沉浸於悲傷之中，或感到徬徨迷惘、身心俱疲時，能量石傳遞給我們的信息一定能起某種作用。

# 以體況與內心問題來選擇的方法

## 確實找出適合自己之能量石的方法

當身體取得平衡，也擁有坦率心情的情形下，人的感覺會變得敏銳。這種時候來選擇石頭，依照前述的方法就沒有什麼問題。

然而有時身體疲憊了，感覺也跟著變遲鈍，無法順利傾聽自己內心的聲音，選出最符合需要的能量石。這種時候只要按照以下介紹的方法，依然可以順利選出適合的能量石。

### ①從身體不足的光線來選擇

這是由我所實踐的寶石光線療法（詳細情形請參閱第五章）之原理來進行選擇的方法。當體內的宇宙光線不足時，會產生一定的症狀。由寶石光線療法可知代表不同光線的九種能量石各是什麼，同時也能知道當哪種光線不足時，身體會出現哪種症狀。現在如果有自覺身體狀況不佳的人，可以先參考第五章，找出符合自己症狀時該使用的能量石。

## ②從顏色來選擇

我想人人都有自己喜歡的色系。以此為基準，從喜歡的顏色中，再參考第四章介紹的各種石頭不同的效能來選擇吧。光是顏色本身就有相當大的效果，而喜歡的顏色，其實就是現在的自己所需要的顏色，也是能帶給自己力量的顏色。

## ③從脈輪來選擇

若能判斷自己肉體或心靈產生的問題，是屬於哪一個脈輪所掌管的話，可以選擇與此脈輪有強烈共鳴，能促進該脈輪運作活躍的能量石。

例如，腸胃總是感到不舒適的人，就可以選擇主要促進第2脈輪活性化的石頭，想要提昇感性的人，就可以選擇能加強第6脈輪或是第7脈輪的能量石來使用。

## ④從「本質數」與「命運數」來選擇

由本質數與命運數所選擇的石頭，能幫助我們活出自我，發揮個性與特徵，讓人生更豐富快樂的能量石，也可說是自我的守護石，要一輩子珍惜。

相對於從脈輪選出的能量石，其功效是幫助我們調整「當下的狀態」，而以本質數與命運數選出的能量石，則是能幫助我們立定未來的目標，成爲「理想中的自己」。

## ⑤從宇宙信息來選擇

第四章中將介紹各種不同能量石各自的效能，以及每種能量石中所蘊含的宇宙訊息，請從中選擇自己能理解接受的。

### 能量石的價值

寶石的市場價值，可由大小、美觀程度、內嵌物體、發光度來加以評價，而後反應在價格上。

能量石也一樣，越稀有罕見，或是擁有特別能撼動人心之美的，其價值也相對地高。不過，在治癒身心疾病、療癒精神這方面的功效，卻不會因價格的高低而受到影響。即使是價格評價低的能量石，只要找到自己喜歡的，反而可以用合理的價格購買，這一點倒是購買能量石時的一個好處。

從地底開採出的石頭，都是宇宙的創造物，各自具有獨特的能量。

只要選擇能與自己產生共鳴的石頭即可。並不是越大顆越好，也無所謂是否內嵌了什麼物體。（以能量石來說，就有像是被稱爲髮晶的這類石頭，視場合與需要的不同，有時內嵌物體的石頭反而是好的。）

**只要能在能量石神秘光芒的引導下，對宇宙無限的世界敞開心胸、淬鍊感性，就可以說是具有價值的好石頭。**

最重要的是，自己的心是否受到那顆石頭的吸引，是否眞的感受到它的美。

如果將高價的寶石比喻爲玫瑰花，許多的能量石其實都是盛開於路邊的野花。玫瑰花氣質出衆、高貴典雅，而野花則給人樸素的安心感。有些人能從玫瑰花的美麗中獲得慰藉，也有些人在野花的活力下洗滌心靈，找回本然的眞我。

沒有孰優孰劣的問題。所謂的價格與價值都是因人而異的東西，而蘊含於能量石中，來自宇宙的訊息，是不需要區分優劣勝負的。

請不要受到價格或名稱的誤導，以自己的感性選擇屬於自己的能量石吧。

# 日常生活中與能量石相處的方法

## 直接接受能量石的能量

如果是個人用途的能量石，建議佩戴在身上是最好的方法。

在印度，當人們將能量石當作裝飾品佩戴在身上時，一定會讓石頭直接接觸肌膚，如果鑲嵌在戒指或項鍊上，也會注意不讓鑲嵌的底座遮蔽了能量石發出的光芒。這是因爲讓能量石直接接觸肌膚，石頭的波動才能直接傳導到身上的緣故。

除了將能量石佩戴在身上外，也可將原石擺放於寢室內，或安置於書桌上。放置在室內的能量石，除了觀賞外，也該不時拿起來把玩，遙想石頭的發源地，和石頭說說話，感受石頭傳遞出的訊息。**懷抱感謝之心接觸能量石這偉大宇宙的贈禮，石頭也會回敬強大的能量。**

此外，有很多人詢問可否同時佩戴不同種類的能量石，或是擔心不同能量石是否有能量抵觸的問題。其實，所有的石頭都是地球的細胞，這些事完全不需要擔心。

## 重整能量石的能量

能量石在散放來自宇宙與地球的能量的同時，一方面也接收來自人們的思念（思緒）能量。無論是喜樂的正面能量，或是悲傷的負面能量，各種正負感情，都會與石頭的結晶構造產生共鳴，吸收到石頭中。

能量石在到達你手中爲止，經過多人之手，歷經一段長途跋涉的旅程，因此無論正負好壞，可能已經吸收了許多人的能量。所以**對於剛入手的能量石，最好先加以「淨化」重整，使其恢復空白狀態**。

這裡的淨化，指的是消除石頭原本吸收附著的種種思念能量的行爲。藉由淨化，將石頭上附著的種種思緒能量消除，使石頭恢復本來充滿能量的狀態。

此外，自己使用一陣子後，由於石頭裡也吸附了許多來自你個人的情感能量之故，當感覺到能量石的光輝減弱，或是摸起來觸感不同了，都可進行淨化。

淨化的方法有以下幾種：

①放在朝陽之下接受陽光照射一小時。

②在滿月時接受月光照射三小時。

③放置於水晶簇上一天一夜。

④放在裝有自然鹽的容器之中，放置一天一夜。

⑤浸在乾淨的溪谷流水或泉水中一小時。

能量石會因結晶構造不同而受到太陽光或鹽分的影響，導致有時變色、變質。只要用以上的方法一個月進行一次淨化程序，對能量石就不會有太大影響了。不過，話雖如此，需事先聲明有些石頭較無法承受某種淨化方式，關於這部分，請參考第四章中各種能量石的指南。

幾乎適用於所有能量石的淨化法，就是放置於水晶簇上的方法。水晶簇乃是集合了許多微小水晶的結晶體，能反彈來自各方位的負面能量，幫助「氣」的流向回歸正常。

# 能量石並非萬靈丹

## 身體振作時更能發揮能量石的力量

最後想簡單說明一下，在利用能量石幫助療癒身心時的注意事項。

我所應用於醫療現場的寶石光線療法（詳細內容請參閱第五章），沒有任何副作用。寶石光線療法並非醫學治療，使用方式也就像是個人借用能量石的力量一樣。所以這種療法沒有年齡限制，也無關性別，只要是身心抱持著煩惱的人都可以試著活用能量石的力量。

但是，使用上仍然有幾點需要注意的地方。

首先要了解能量石並非萬靈丹。使用時一定要找出最適合身體的方式。

例如，月長石的力量能夠發揮於促進體內代謝（處理老廢物質）良好，改善肥胖與痛風。可是若以爲只要擁有月長石就能解決身體出現的問題，就是錯誤的觀念了。不去改善運動不足、嗜食垃圾食物或攝取過量化學物質的問題，只是在身上佩戴著月長石，這是沒有意義的。不可以完全依賴能量石的力量。

世上的一切事物都有其原因與結果。各種身體上的問題，在日常生活中也都一定有其發生的原因。不只是剛才舉例之中的物質問題，也一定有些是夾雜了心理因素的問題。關於身心的不協調，首先請試著回頭思考自己的日常生活習慣，一定能找出其中一些問題點。

你的身體深知與你相關的所有問題，也知道該怎麼做才能解決問題。只要抱著坦率的心情和自己對話，身體一定會以某種形式給你答案。

像這樣，透過自己的身心問題，與內在的自我對話時，若能再加以活用能量石，就能發揮更大的效果。最後必能下扎根大地，上直通天際。其結果能發揮自己的個性特徵，使人生更豐富，最終達成與宇宙之間的協調。

我衷心希望各位都能找到最適合自己的能量石，並與其建立起良好的關係。

## 淨化能量石的方法

能量石會逐漸吸收擁有者的能量。所以當第一次入手一顆能量石時，或感到手頭的能量石力量減弱的時候，可以藉助大自然的力量，清除石頭已吸收的能量。不同的石頭適用不同的淨化法。可以參照第四章的能量石指南。

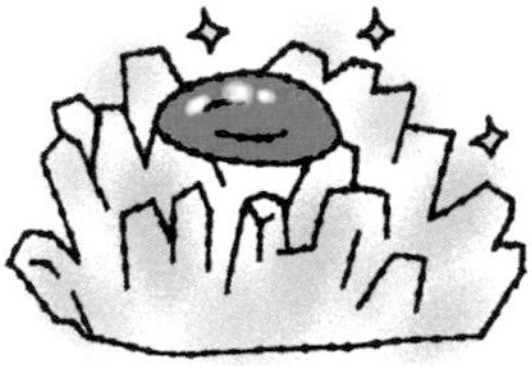

**放置於水晶簇上**
**一天一夜**

這是適用於所有種類的能量石，也是最建議的淨化法。水晶簇上帶有非常強烈的能量。

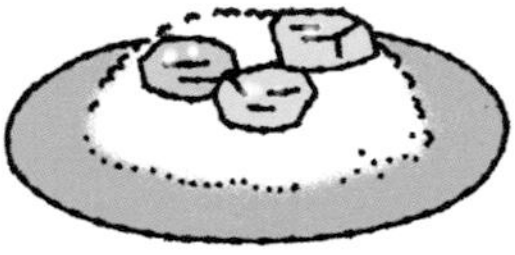

**放在裝有天然鹽的容器中，**
**放置一天一夜**

使用這種方法時，可在容器中的鹽上先蓋一層保鮮膜後，再放上能量石。

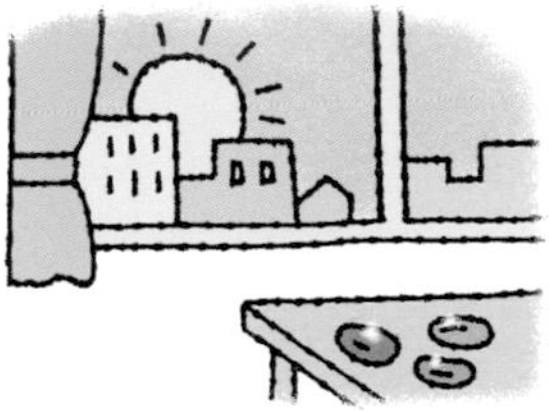

**放在朝陽之下**
**接受陽光照射一小時**

請於天亮時到早晨八點之間進行此種淨化法。

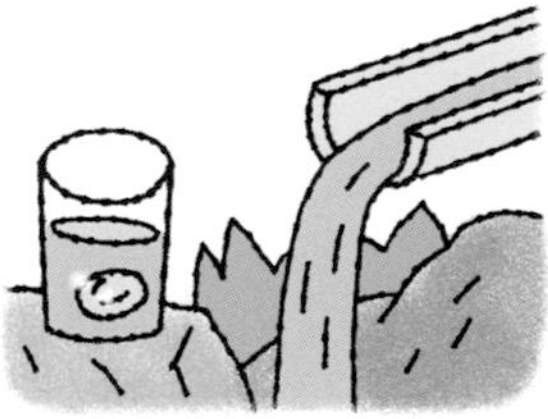

**浸在乾淨的溪谷流水或**
**泉水中一小時**

不建議使用自來水或市售礦泉水等經過人工處理的水。

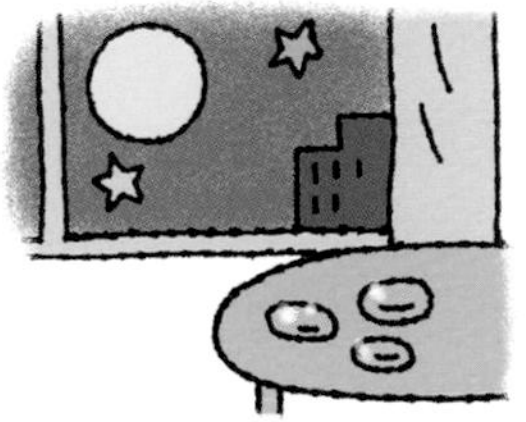

**在滿月時接受**
**月光照射三小時**

若在非滿月時照射，照射時間就需再拉長。上弦月時大約需照射八小時。

# 特別能促進脈輪活性化的能量石

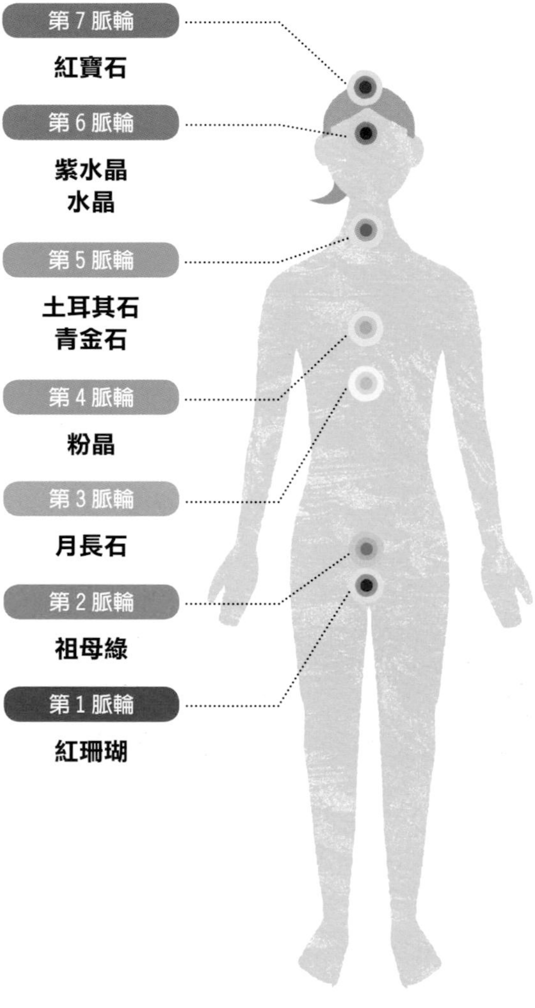


※在此列舉的能量石，是與各個脈輪在波動上最容易產生共鳴的能量石。因此，能量石與脈輪顏色有些並非一致。當然，選擇與脈輪顏色相同色系的能量石，也都具有促進脈輪活性化的效果，因此不必想得太過艱深。只要從自己的喜好中憑直覺選擇即可（選擇能量石的方法可參照第三章）。

※除了珊瑚或琥珀等來自生物的能量石之外，幾乎所有的能量石，都能與第1・第7脈輪產生共鳴。

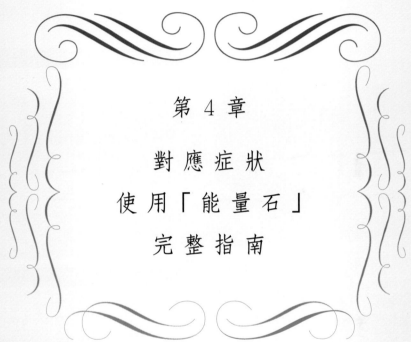

# 第 4 章

# 對應症狀 使用「能量石」 完整指南

【Morganite・摩爾根玉】 硬度●7.5～8

# 摩爾根玉

●來自宇宙的訊息● 帶著勇氣面對

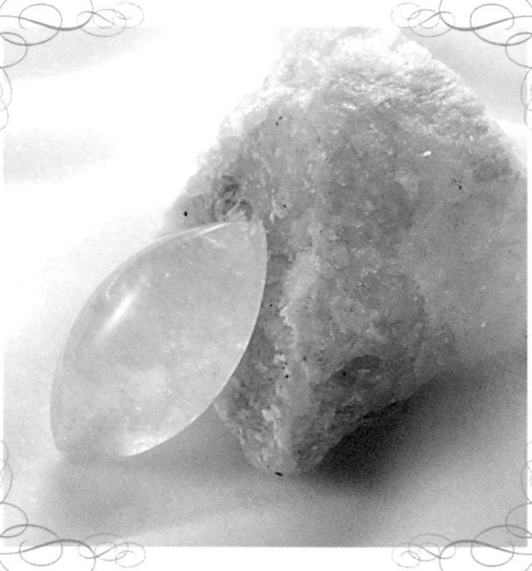

摩爾根玉有著穩重的淡粉紅色，屬於與祖母綠及藍玉同樣的綠寶石（Beryl）家族。被視爲象徵愛、優美與清純的石頭。

摩爾根玉的名稱由來，源於寶石愛好家摩爾根氏（J.P.Morgan）。摩爾根玉傳授給人們體貼他人的心與智慧，培養敏銳的直覺力及洞悉眞實的眼光。

乍看之下給人纖細而優雅印象的摩爾根玉，在面臨逆境與恐懼時卻能帶來堅強面對的勇氣與力量。

## 對身體的作用

### 強化關節 對視網膜也有所作用

摩爾根玉具有強化軟骨及關節機能的作用。在膝蓋痛、關節炎、關節風濕引起的疼痛發作時可以發揮效果。此外，它對於視網膜（眼球深處的透明薄膜）也有所作用，提高視網膜辨識顏色的能力。

## 對意識的作用

### 洞悉事物的真實

沒有決斷力、優柔寡斷、容易躊躇或抱持消極心情的人，能從摩爾根玉的力量中獲得救贖，重新擁有堅強面對事物的勇氣。

此外，摩爾根玉還幫助人們培育洞悉眞實的眼光以及穩重的心。擁有摩爾根玉的人往往不再任憑自己內心的想法制裁、批判或苛責他人。

## 摩爾根玉可改善的精神症狀

- 優柔寡斷沒有決斷力的人
- 常在內心苛責他人的人

Cat's eye

【Cat's eye・貓眼石】 硬度●8.5

# 貓眼石

●來自宇宙的訊息● 不執著於自己的思考

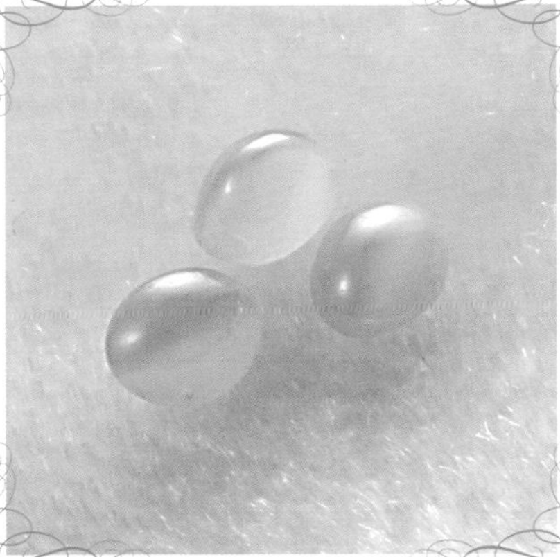

貓眼石（Cat's eye）不只是石頭的名稱，也用於形容這種石頭如貓眼般中央帶有一道如目光般光芒的外觀。有這種貓眼效果的代表性礦物就是金綠玉。通常提到貓眼石，指的就是這種「金綠玉貓眼石（chrysoberyl cat's eye）」。一如在黑暗之中也能維持視力的貓眼，貓眼石具有的便是洞察事物的力量。在寶石光線療法中，貓眼石可用來補充肉眼所不可見的紅外線。另外在行星寶石學中，貓眼石則是計都的代表石。

### 對身體的作用

## 促進能量產生

貓眼石能提高細胞內的能量產生，促進關乎免疫作用的淋巴球作用。此外，它還能幫助抑制潛伏於體內的病毒與細菌，減少寄生蟲的增殖。當身體必須中和水銀等重金屬或化學物質的毒性時，也能發揮相當效果。

### 對意識的作用

## 發揮創造力

持有貓眼石的人，通常能夠不固執己見，站在對方的立場思考，產生尊重他人的心態。一方面重視自己的感性，一方面與他人協調。貓眼石的存在，能幫助人們發揮創造力，突飛猛進。

### 貓眼石可改善的精神症狀

- 將自己的價值觀強加於別人身上的人
- 無視於對方立場或想法的人

【Jade・翡翠】 硬度●7

# 翡翠

●來自宇宙的訊息● 控制自己

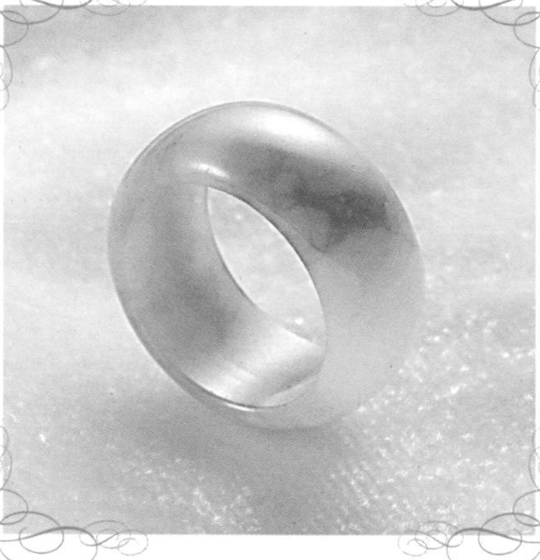

翡意味著紅色，翠意味著綠色。翡翠這個名稱的由來，其實是有著綠色羽毛與紅色腹部，從背部到尾巴部分則是青色的水鳥「翠鳥（又名魚狗）」。這種礦石在日本歷史已久，從繩文時代的遺跡之中就發掘出翡翠製成的勾玉。

翡翠在中國稱爲「玉」，自古以來便是王之象徵，受到中國人特別的看待。例如君王的寶座，便稱爲玉座。身份高貴的人身上都佩戴著玉，玉石被認爲是能夠傳授仁・義・禮・智・信五德之石。

## 對身體的作用

### 促進微血管中的血流

翡翠具有促進微血管血流的作用。一旦流遍全身的血液循環良好了，也就能避免手腳冰冷的毛病產生。此外，翡翠還能提高消化器官系統的運作，對腸胃虛弱的人也很具功效。

## 對意識的作用

### 增強對事物的毅力

無論是工作、藝術、運動，想在各種領域交出令人滿意的成績單，都需要有堅強的自我控制力、意志力與耐性毅力。翡翠即是能增強人們對事物之毅力的能量石。此外，它還能幫助人們看見他人好的一面，從而抱持善意與人相處。

## 翡翠可改善的精神症狀

● 連別人的小毛病都忍不住在意的人 ● 沒有毅力，做任何事都輕言放棄的人 ● 感情起伏激烈無法控制的人

【Rose quartz・粉晶】 硬度●7

# 粉晶（玫瑰晶）

●來自宇宙的訊息● 接受原原本本的自己

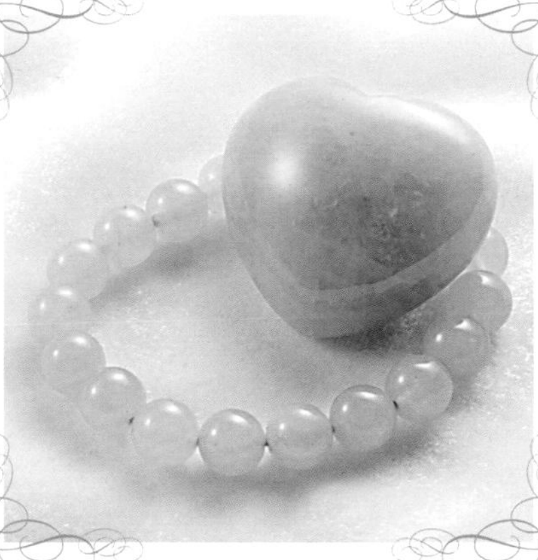

粉晶之中，被認爲棲宿著象徵愛與美的女神維納斯的力量。持有粉晶能幫助提高女性氣質，受到溫柔的波動包圍。

粉晶的波動，與亦稱爲心輪的第4脈輪有著極爲強烈的共鳴。因此粉晶穩重的療癒力量能幫助人們加深體恤的心，肯定自己也同樣肯定他人，寬懷地接受一切。除了能幫助人們培育愛，在另一方面，粉晶美麗的色澤之中也充滿了撫平人們傷口的溫柔與暖意。

## 對身體的作用

### 幫助心臟活動，促進血液循環

粉晶支援防止心臟肌肉及血管逆流的瓣膜，促使血液循環良好。對心臟相關的各方面疾病都有全方位預防與改善的效果。此外，粉晶還能活化與免疫相關的胸腺運作，提高免疫力，所以推薦給抵抗力較弱的人或容易感冒的人。

## 對意識的作用

### 培育體貼的心

粉晶能引導人們不失去自我，接受原原本本的自己。當人們恢復積極向前的開朗態度時，對人也能自然抱持溫柔體貼的心。粉晶是一顆以溫暖的波動培育寬容精神的能量石。

**粉晶（玫瑰晶）可改善的精神症狀**

- 精神上陷入苦惱與深深絕望的人
- 失去自我，不知所措的人
- 在意自己的缺點無法喜歡自己的人

【Calcite・方解石】 硬度●3

# 方解石

●來自宇宙的訊息● 活用自己的特性



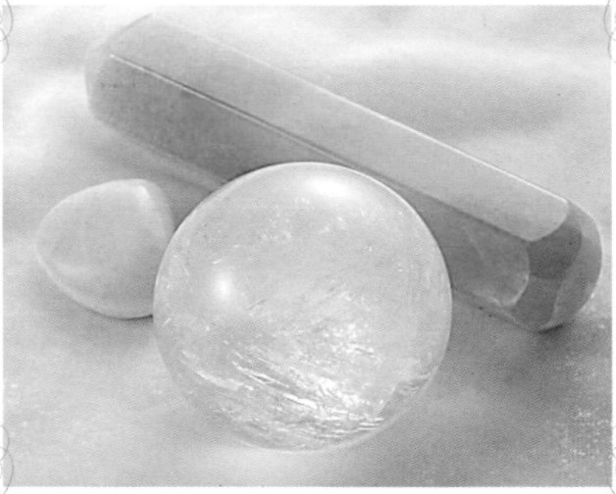

方解石（Calcite），這個名字來自拉丁語中意味著「石英」的「calx」（calx同時也是「鈣（calcium）」這個字的語源）。眾多方解石的集合體便是大理石。依其中含有鐵元素或錳元素等成份的不同，外觀上呈現黃色、橙色、粉紅色、綠色、白色等多種色彩。

聽說在古代的中國與西藏，人們也將方解石磨成粉末，用來治療各種各樣的疾病。

**對身體的作用**

## 緩和過敏症狀

方解石具有緩和過於敏感的免疫反應的作用。因此，患有異位性皮膚炎或花粉症等過敏症狀的人，若持有方解石，便能發揮緩和症狀的效果。像是異位性皮膚炎的搔癢感與溼疹、肌膚乾燥，花粉症的噴嚏與鼻塞、眼睛酸癢等症狀都能獲得舒緩。

**對意識的作用**

## 尊重對方的個性

方解石能幫助人們眞正理解對方，從而尊重對方與自己不同的個性。此外，這種能量石還能引出持有者本身的個性。當人們一方面尊重對方立場，一方面發揮自己個性與力量時，美好的調和與喜悅便將從此誕生。

**方解石可改善的精神症狀**

- 勉強自己配合周遭而疲倦不堪
- 厭惡獨處，過度需要他人傾聽自己的人

Opal

【Opal・蛋白石】 硬度●5.5 ～ 6.5

# 蛋白石



●來自宇宙的訊息● 珍惜當下，過著無悔的人生

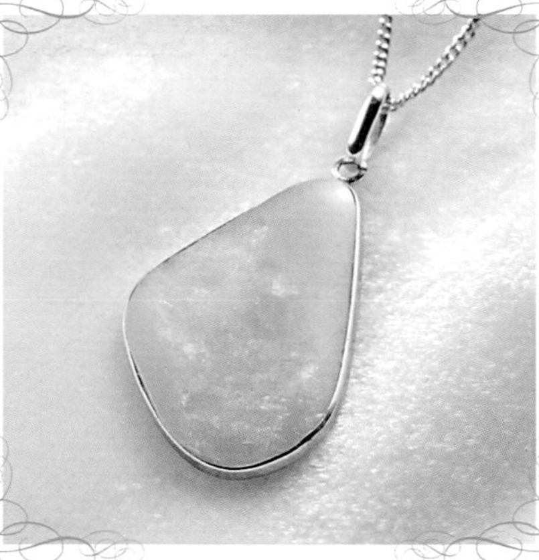

蛋白石「Opal」的語源，是來自帶有「寶石」之意的拉丁語「opalus」。在光線的折射之下，會產生紅藍綠黃等微妙的色彩變化，散發出彩虹般的神秘光芒。

自古以來，蛋白石就被視爲象徵幸福與希望的寶石而受到珍藏。此外，持有蛋白石能幫助提高藝術品味，也被認爲是能增進戀愛與相遇緣份的能量石。

## 對身體的作用

### 幫助排出體內有害物質

蛋白石能活化腎臟與膀胱的活動，促進排除體內累積的化學物質，發揮解毒效果。此外，還能促進熱量產生，改善虛冷體質，提高生殖機能。擁有蛋白石者身心的抗壓力都能獲得加強，身體也較不易疲倦。

## 對意識的作用

### 肯定自我長處 喜歡自己

蛋白石能幫助人們察覺自己的長處，肯定並喜歡自己。這麼一來，面對與自己相關的事物時將更能富有責任心，盡可能地全力以赴。藉助蛋白石的力量，珍惜每個人生中錯過就不能重來的瞬間，活出無怨無悔的人生吧。

### 蛋白石可改善的精神症狀

●自我厭惡的人 ●對未來過於杞人憂天的人 ●爲了平衡自己的痛苦或悲傷而勉強他人者

【Tourmaline・電氣石】 硬度●7～7.5

# 電氣石

●來自宇宙的訊息● 突破自己的殼

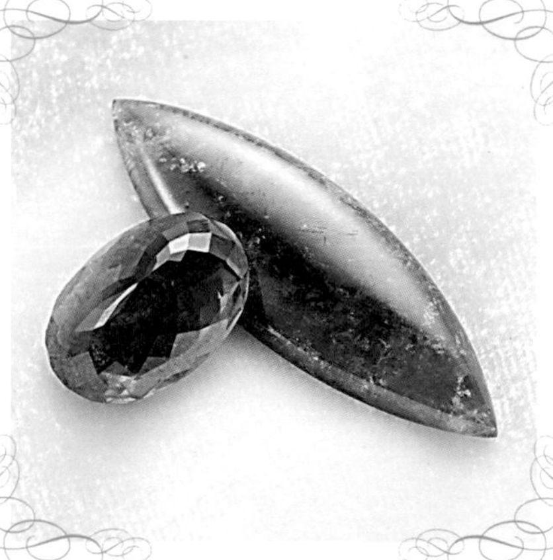

電氣石指的並非單種礦物，而是包含11種的礦物集體名稱。只要有些許成份上的不同，便會呈現出種種大相逕庭的外觀，雖然都名爲電氣石，但有粉紅、黃、綠、藍、黑等等不同色彩。每一種都具有在加熱後會發出靜電的特異性質，故而稱之爲「電氣石」。

這種擁有帶電性質的電氣石，很明顯地被視爲「帶有能量的石頭」，自然而然地自古以來便在祈禱或占卜、祝祭儀式之時受到廣泛使用。

## 對身體的作用

### 進行免疫系統的調整

電氣石能對掌管自律神經與荷爾蒙等，位於大腦視床下部的「間腦」發揮作用，進行免疫系統的調整。此外，還能幫助強化血管壁，預防或改善動脈硬化、腦出血、心肌梗塞等心血管方面的疾病。

## 對意識的作用

### 分享喜悅

電氣石能幫助人們打破封閉自我的殼。所以特別推薦給閉門不出的繭居族、受到集團霸凌的人，或是不擅與人交往的人、認爲自己不被人所愛的人。另一方面，擁有電氣石，還能加深與大自然的連繫，懂得與他人分享喜悅，自己也從而擁有喜樂。

**電氣石可改善的精神症狀**

- 無法融入人群，不擅與人交往
- 認爲自己不被人所愛，感到孤獨的人

【Hessonite • 鐵鈣鋁榴石】 硬度 ● 6.5 ~ 7.5

# 鐵鈣鋁榴石

● 來自宇宙的訊息 ● 不管任何事都欣然接受



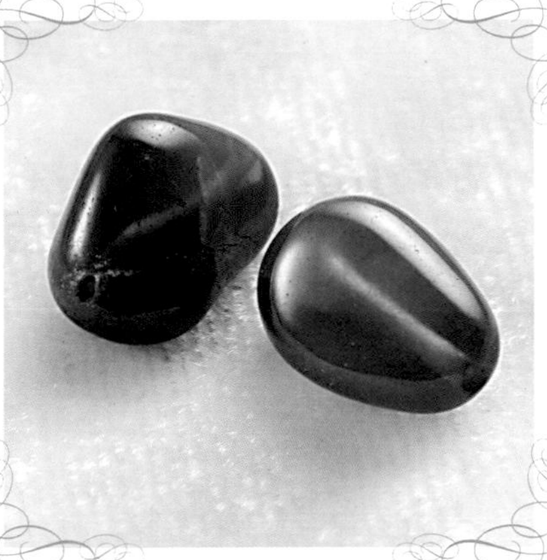

鐵鈣鋁榴石是石榴石的一種，外觀呈褐色透明的石榴石便是鐵鈣鋁榴石。其名稱的由來源自於希臘語中意味著「更少」的「hesson」。自古以來，世界各地的各種民族都珍愛這種能量石，認爲它擁有優越的治療力，可守護身體健康。另外在古希臘與古羅馬，也愛用於裝飾品上。

在行星寶石學中，鐵鈣鋁榴石被視爲釋放出與羅睺（位於北半球，月亮與太陽的運行軌道交會點上，虛構的行星）相同，屬於紫外線領域的能量光線。

## 對身體的作用

### 活化神經細胞的運作

鐵鈣鋁榴石能激發腦神經細胞的訊息傳達機能，與活化顳葉中與味覺相關的細胞運作。持有鐵鈣鋁榴石能改善健忘症或味覺障礙。此外，鐵鈣鋁榴石還能幫助強化骨骼與韌帶的結合，對於脊椎骨的變形、網球肘與肌腱炎的治療都能發揮功效。

## 對意識的作用

### 擁有精神上的柔軟性

鐵鈣鋁榴石帶給人們的是精神上的柔軟彈性，即使遇到突發狀況，也能不輕易妥協、冷靜處理，養成堅持到底超越困難的毅力。

此外，鐵鈣鋁榴石也培育欣然接受一切事物的溫柔寬容之心。

**鐵鈣鋁榴石可改善的精神症狀**

- 對於周圍不聽從自己意見而感到不滿的人
- 容易改變主意的人
- 在任何事上都抱怨自己的人生

【Amazonite・天河石】 硬度●6 ～ 6.5

# 天河石

●來自宇宙的訊息● 誠實表達自己的想法



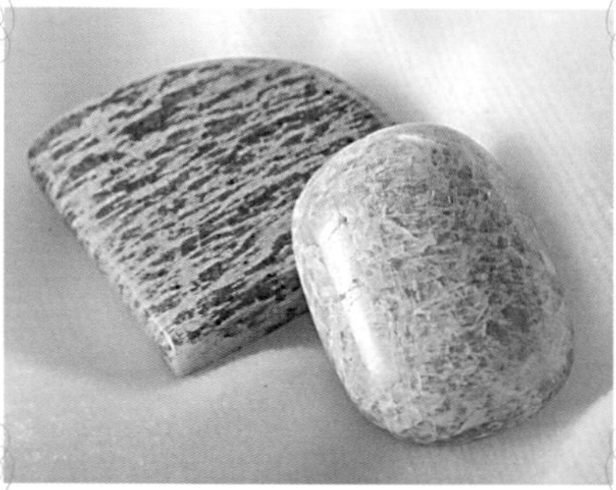

雖然並非天河石的實際產地，但其名稱的由來正是「亞馬遜河」。有著綠色外觀的天河石形似翡翠，所以有時也被稱爲「亞馬遜翡翠」。外層的紋路有如映照在水面的天空，因此在日本多稱之爲「天河石」。

自古以來天河石並被稱作「希望之石」而受到珍藏。它能幫助化解身心不協調的情形，爲擁有它的人帶來一絲希望之光。

## 對身體的作用

### 調整身體與精神使之均衡

天河石能幫助刺激大腦的中心部腦幹，使人打從內心湧現喜悅感。 由於呼吸與心臟的活動、體溫調節機能、睡眠與覺醒的節奏等等維持生命 的神經，都集中在腦幹，所以天河石也可說能幫助我們調整身心，使之均衡。

## 對意識的作用

### 增添知性靈感

天河石能幫助養成冷靜沉著的思考力。感覺迷惘時、不知所措時，又或是內心有所憂慮的時候，這顆能量石能帶來力量，爲人們的知性增添靈感，讓自己的想法能夠坦率地傳遞給希望傳遞的對象。

## 天河石可改善的精神症狀

- 對於自己熟悉的事物仍忍不住一一尋求他人建議的人
- 總是擔憂著親近的人而忍不住自己操心的人

Celestite

【Celestite・天青石】 硬度●3～3.5

# 天青石

●來自宇宙的訊息● 在偉大存在的圍繞下擁有安心感而生

去

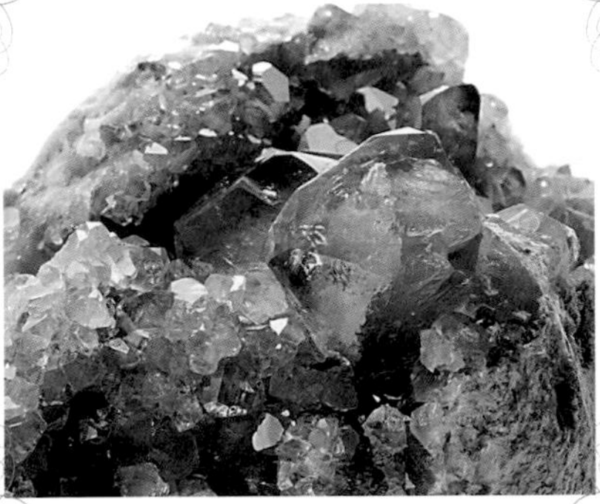

天青石的英文與中文名稱都含有「天空色的石頭」之意。天青石的主成份是硫酸鍶，依據組成元素的不同而可能呈現無色透明或是灰色、黃色，以及橙色或帶綠色的各種外觀顏色。其中最普遍的就是石如其名，有著天空般淡藍色的種類。

天青石是象徵著清淨、博愛以及淨化精神的能量石，能帶來心靈的平安，蘊藏能調整身心平衡的力量。

## 對身體的作用

### 促進全體消化管道的機能

天青石具有促進全體消化管道機能的作用。推薦給慢性消化不良及腸胃較爲虛弱的人。此外，它對於骨骼與軟骨也有強化作用，經常骨折的人、有骨質疏鬆症的人佩戴天青石都會有不錯的效果。

## 對意識的作用

### 帶來幸福的心情

天青石能令人產生被圍繞在偉大存在中的安心感，產生幸福的情緒。當捲入麻煩之中時，持有天青石能夠幫助穩定心情。

不只如此，天青石還能喚起純粹且深厚的感情。因此能夠幫助持有天青石的人以溫柔的心情待人接物，無論和誰都能良好的相處。

### 天青石可改善的精神症狀

- 對自己懷抱的問題感到悲觀的人
- 失去希望的人

【Turquoise • 土耳其石】 硬度●5～6

# 土耳其石

●來自宇宙的訊息● 信任內心深處擁有的東西

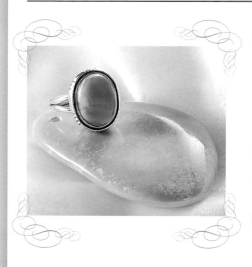

土耳其石一如其名，是過去由土耳其商隊發現產於波斯（現在的伊朗）的礦石，並將之帶到歐洲，因而得名。土耳其石是人類歷史中最古老的幾種礦石之一，約6000年前起就受到人類採掘。古埃及與古印加文明中，都將土耳其石用於各種裝飾品上，受到當時的權貴喜好。

土耳其石也是特別能活化第5脈輪的能量石。能夠協助人們與他人間的溝通圓滑，自己的想法也能更無阻礙地傳達給對方。

## 對身體的作用

### 調整荷爾蒙

荷爾蒙是令人體機能保持運作順暢，有如身體潤滑油般的存在。而土耳其石能夠發揮效果，協助人體調整女性荷爾蒙、男性荷爾蒙、成長荷爾蒙等各種各樣的荷爾蒙。

## 對意識的作用

### 促進樂觀向前的心態

人都容易從表面判斷他人，或產生猜疑之心，而土耳其石能培養樂觀的心態，使持有者接受他人在自己眼中所見的原貌。此外，也能幫助人們信賴自己內心深處的感覺，產生積極向前的力量。

## 土耳其石可改善的精神症狀

- 看見對方缺點時便無法接受的人
- 無法放心將工作交付給別人的人
- 太在意自己的缺點，而喪失自信的人

【Labradorite・拉長石】 硬度●6～6.5

# 拉長石（光譜石）

●來自宇宙的訊息● 將一切交給偉大的力量



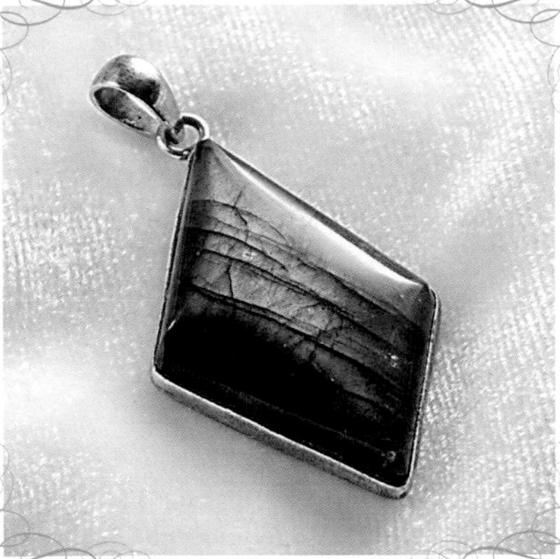

拉長石，也就是拉布拉多石（Labradorite），其名稱來自發現這種礦石的地點，加拿大的拉布拉多半島（Labrador）。

拉長石和月長石、日長石一樣屬於長石家族的一份子，外表會隨著光線產生不同顏色的變化。將拉長石對著光線，會產生藍色、黃色、橙色等光譜（按照波長順序將光分解）的光芒，所以也被稱爲「光譜石」。

拉長石發出的神秘光芒，也被認爲是來自宇宙的情報，會帶給擁有它的人某種靈光乍現。

## 對身體的作用

### 消除浮腫，排出毒素

拉長石能幫助提高腎臟機能，將積存於體內的各種毒素與老廢物質排出體外。除了有腎功能障礙的患者之外，身體經常浮腫或慢性疲勞的人、想調整血壓的人也都能獲得效果。

## 對意識的作用

### 對自己誠實

拉長石具有提高直覺力的作用。擁有這種能量石的人，神經感覺會變得更纖細，更容易對宇宙敞開心胸。當莫名地感覺不安或恐懼時，拉長石也能帶來內心的平安穩定，教人們將一切交給冥冥中的偉大力量。

拉長石也教導人們誠實面對自己的重要性。推薦給總是掩飾眞正的心意，只懂得配合周遭反應行動的人。

### 拉長石（光譜石）可改善的精神症狀

- 感到不明原因的恐懼或不安時
- 太在意周遭反應而掩飾自己眞正的心意

【Blue sapphire・藍寶石】 硬度●9

# 藍寶石

●來自宇宙的訊息● 希望

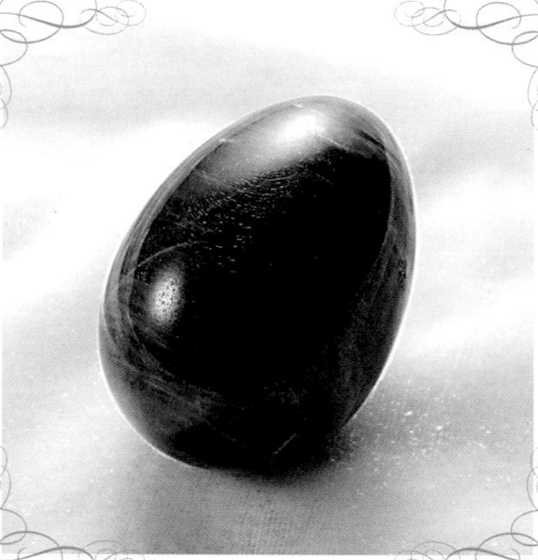

同樣名爲藍寶石，但依藍、黃、粉紅等顏色不同，又細分爲黃色藍寶石或粉紅藍寶石等等。不過由其共通名稱「sapphire」來自拉丁語中意味藍色的「sapphirus」可知，最普遍的藍寶石，即是這種藍色的藍寶石，又稱青石。藍寶石被認爲是棲宿著神之話語與祝福的神聖石頭，天主教皇與樞機主教便常帶著鑲嵌藍寶石的戒指。

在寶石光線療法中，藍寶石被視爲能補充體內的紫色光線，幫助恢復身體健康。另一方面行星寶石學中，認爲藍寶石釋放的是等同於土星的能量。

## 對身體的作用

### 緩和神經痛

藍寶石能對末梢神經起作用，緩和三叉神經痛（對腦部傳導顏面感覺的便是三叉神經）、坐骨神經痛以及肋間神經痛等。此外，藍寶石對於皮膚及毛髮的新陳代謝，如黑斑雀斑、脫毛掉髮等問題的改善都具備效果。

## 對意識的作用

### 促進新的成長

藍寶石能幫助人們從至今的思考、行動模式中提高意識等級，引導成長，令人無論何時都不放棄希望，持續向前進。對於在意周圍目光與自己所處立場，一味忍耐的人，藍寶石能給予他們信任自己的力量。

藍寶石能維持平穩的心，提高集中力、記憶力及使靈思泉湧的效果。

## 藍寶石可改善的精神症狀

- 太在意他人目光，或在意自己所處立場而一味忍耐的人
- 害怕改變
- 注意力渙散不易集中的人

Azurite

【Azurite・藍銅礦】 硬度●3.5～4

# 藍銅礦

●來自宇宙的訊息● 活在當下

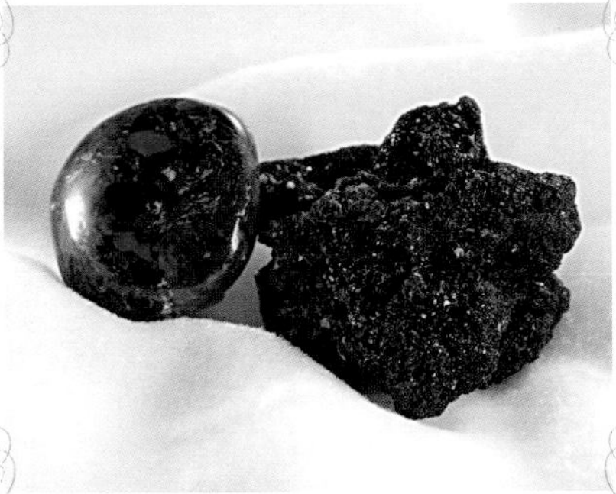

藍銅礦深濃的靛藍色彩，令人聯想起神秘宇宙的存在。

其名稱，來自波斯語言中帶有「青色」之意的「lazward」。從古埃及與古希臘時代起，藍銅礦這種寶石就被奉爲神聖之物，使用於祈禱或預言法事中。此外也被當作醫藥使用。

人們認爲藍銅礦中棲宿著古老的精神與力量，當作神聖的寶石加以崇拜。

## 對身體的作用

### 提高丘腦與丘腦下部的運作

丘腦位於生命活動的中樞部位，藍銅礦能提高此處的運作，調整自律神經（司掌脈動與血壓等不經由意識控制的體內神經律動）、荷爾蒙、睡眠與情動。此外，也可抑制癌細胞因子的活性化。

## 對意識的作用

### 重視自我特性

我們人的本質即是精神，無論經過幾度重生都會沿著獨自的道路行走進化，漸漸成長。在這條路上，藍銅礦能幫助我們不回首過去，不與人相較，珍惜現在，活在當下。

## 藍銅礦可改善的精神症狀

●無法擺脫過去，停滯不前的人 ●對自己的藝術才能或工作能力懷抱自卑感的人 ●因特定狀況（交通事故等）而陷入恐懼情緒的人

【Aquamarine · 藍玉】 硬度●7.5～8

# 藍玉（海藍寶）

●來自宇宙的訊息● 信任自己

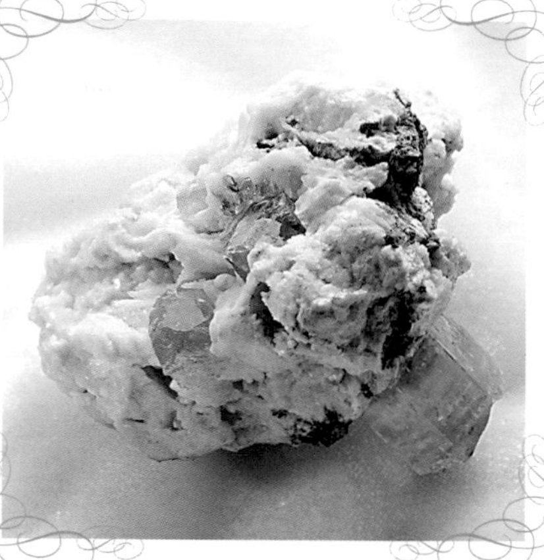

關於藍玉有這樣的傳說：「本屬於海底美麗海妖的寶物，受到海浪拍打上岸之後，成爲人類眼中的寶石。」它的名稱也是由帶有「海水」意義的拉丁語而來。從古羅馬時代起，漁夫們就習慣以藍玉當作護身符，保佑航海安全並帶來漁獲豐收。象徵生命之源「海洋」的藍玉，定也將如守護航海者一般，守護著擁有者的人生吧。

藍玉與祖母綠一樣都屬於「綠寶石」的一份子，內含的微量元素使其外觀呈現淡淡水藍色，而祖母綠的綠色則是內含鉻元素之故。

## 對身體的作用

### 促進支氣管黏膜的再生

藍玉能促進喉嚨或支氣管黏膜的再生，所以當感覺喉嚨梗塞、聲音嘶啞時，或罹患慢性支氣管炎、扁桃腺炎等疾病時，可期待藍玉發揮的效果。

## 對意識的作用

### 對待任何事物都能積極向前

藍玉帶來的效果，一如眺望蔚藍大海時，總能感到長久累積於身心的壓力獲得解放。擁有藍玉的人身心都能獲得放鬆，心情變得積極向前，湧現坦然面對眼前事實的勇氣與自信。

## 藍玉（海藍寶）可改善的精神症狀

- 面試或開會時容易緊張臉紅的人
- 夫妻吵架或與人相處時情緒容易激動的人
- 患有幽閉恐懼症或懼高症的人

【Lepidolite・鋰雲母】 硬度●2.5～4

# 鋰雲母

●來自宇宙的訊息● 肯定他人的美善



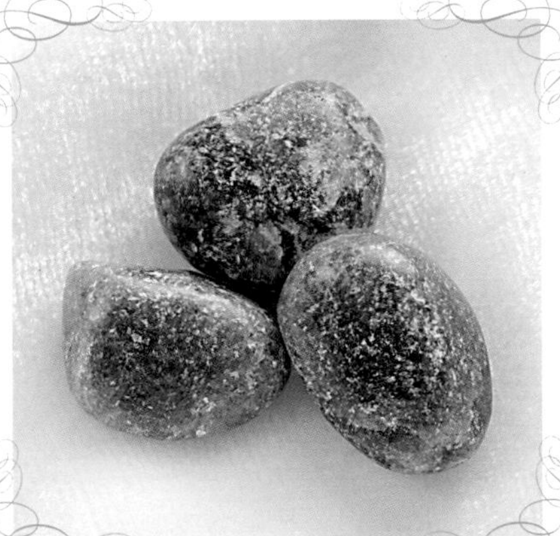

鋰雲母是雲母礦物的一種，依照含有成份的不同而有顏色的變化。雲母本身雖是一種常見礦物，但含有鋰元素而呈紅色或粉紅色的鋰雲母，卻是只有在特殊條件下才能形成的。由於其中含有閃閃發光的鱗片狀結晶，其名稱由來也是從希臘語中意味著鱗片的「Iepidos」演變而來。

從古早時代起，鋰雲母便被稱爲「變革之石」，當人們面臨嶄新挑戰時，鋰雲母便會發揮支援的力量。此外，因爲這種石頭質地柔軟，處理及淨化時都要特別注意。

## 對身體的作用

### 幫助關節活動順暢

鋰雲母對手肘與膝蓋、肩膀等關節處起作用，能使關節的活動圓滑順暢；且具有強化覆蓋骨頭表面之骨膜的作用，對緩和腰痛、椎間盤突出、關節風濕等病痛都頗有效果。

## 對意識的作用

### 將障礙變為希望

無論前方遇到何種障礙，鋰雲母都能給予人們將障礙變爲希望的柔軟彈性。讓人們無論何時，都能抱持希望而生。

此外，當意想不到的負面思考盤旋腦中揮之不去時，請試著碰觸鋰雲母。這時，將感覺到自己能夠控制情感，心境也變得平和安定。另外，擁有鋰雲母的人也能夠坦然肯定他人的美善。

## 鋰雲母可改善的精神症狀

- 灰暗沈重的想法揮之不去時
- 無法坦率承認他人的優點時

【Rhodochrosite・菱錳礦】 硬度●3.5 ～ 4

# 菱錳礦（印加玫瑰，紅紋石）

●來自宇宙的訊息● 總是受人喜愛

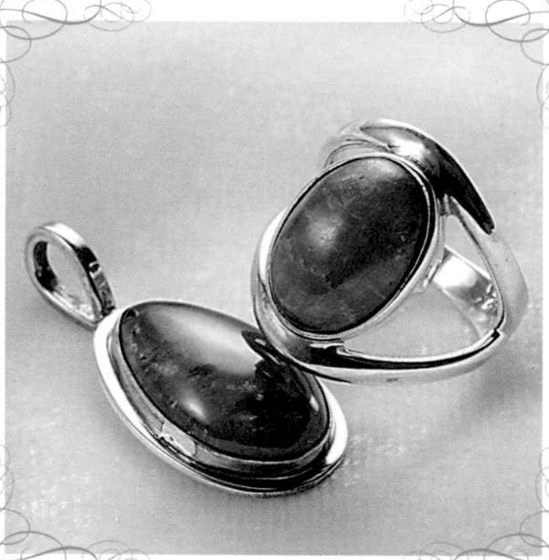

名稱來自希臘語中「玫瑰色的石頭」之語源。外觀上呈現粉紅色或玫瑰色的美麗色彩，有些是純粹的半透明，也有深色條紋圖案，種類非常豐富。由於中南美洲，尤其阿根廷盛產非常美麗的玫瑰色菱錳礦石，所以又別名「印加玫瑰」。在古代印加帝國，這種礦石被稱作「玫瑰模樣的珍珠」而受到人們珍愛。

由於質地非常容易碎裂，在取用時都要十分小心。此外，受到紫外線照射時有褪色的可能，因此淨化時請避免長時間曝曬於太陽光下。

## 對身體的作用

### 促進荷爾蒙分泌

菱錳礦對卵巢與睪丸產生作用，能促進女性荷爾蒙、男性荷爾蒙等的分泌，提高生殖能力。經常有生理不順、生理痛等問題的女性，持有菱錳礦也能收到改善的效果。同時還能幫助調整自律神經的平衡，維持身體健康。

## 對意識的作用

### 無畏無懼

人類受到宇宙如此偉大存在的包圍，並在當中成長。人生當中雖然會遇到感覺不安或恐懼的時刻，但宇宙永遠都無私地愛著我們，保護、支持著我們，所以什麼都不需要害怕。持有菱錳礦石，能讓我們明白這個道理。

**菱錳礦（加印玫瑰，紅紋石）可改善的精神症狀**

- 一人獨處時便會感到不安的人
- 從未對自己做過的事感覺滿意
- 不知道對什麼感到不安，只是一味恐懼的人

【Chrysoprase・綠玉髓】 硬度●7

# 綠玉髓

●來自宇宙的訊息● 在各方面獲得成長

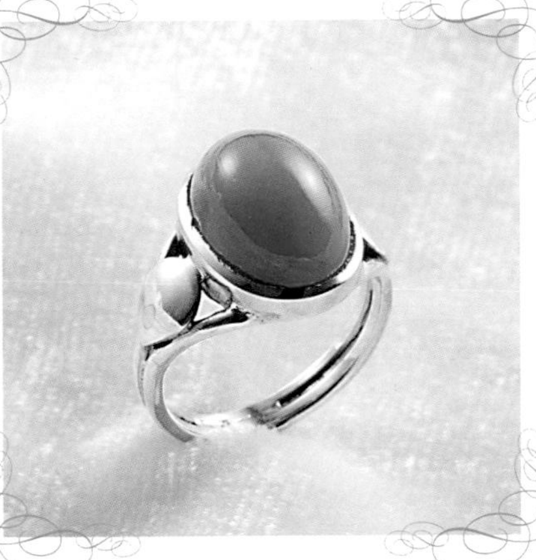

綠玉髓有著令人聯想起新葉的嫩綠色，與紅玉髓同屬石英家族。

從古羅馬時代起，綠玉髓主要就被人們鑲嵌於貝殼浮雕上，做爲裝飾用。據說西元前3世紀征服東西世界的亞歷山大大帝也將綠玉髓視爲勝利之石而愛用過。

另一方面，綠玉髓也被認爲是對腎臟病具有療效的藥物而受到廣泛使用。

## 對身體的作用

### 強化聽覺神經與鼻腔黏膜

綠玉髓有活化聽覺神經運作的功效，耳朵聽不清楚時可發揮其效果。此外，它還具有強化副鼻腔黏膜的作用，對苦於慢性鼻炎的患者也很有效。

## 對意識的作用

### 提高與人之間的協調性

當自己對自己無法產生自信，或遇到難以解決的困難時，綠玉髓能帶來希望與激勵。不限於一件事，而是幫助人們在各方面都能獲得成長。

另一方面，綠玉髓也具有提高人與人之間協調性的作用，所以人際關係不順時，能發揮幫助解決問題的功效。當必須與不合的人見面時建議可將綠玉髓帶在身上。

**綠玉髓可改善的精神症狀**

- 受過去經歷糾結的人
- 躊躇不前無法重新出發的人

【Malachite・孔雀石】 硬度●3.5～4

# 孔雀石

●來自宇宙的訊息● 內心充滿祥和喜悅

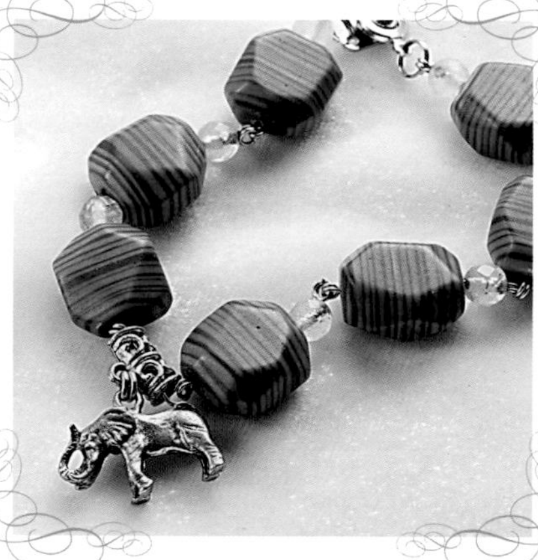

遠自西元前4000年前起，孔雀石就被人們用來當作鮮綠色顏料的製作原料。其名稱「Malachite」的由來則是源自於希臘語中的植物「錦葵」（malache）。這是由於錦葵的顏色與孔雀石相近之故。「孔雀石」這個名稱則是因外觀令人聯想起孔雀羽毛圖案的緣故。

據說將孔雀石磨成的粉末做爲眼影使用，可收除魔驅蟲的效果，連埃及豔后也是愛用者。而因爲孔雀石質地柔軟不耐水，不論在取用上或淨化時都要小心注意。

## 對身體的作用

### 促進能量產生

孔雀石具有強化口中黏膜與牙齦的作用，對於改善口內炎與牙周病都有很好的效果。此外，還能促進體內能量的產生，對於手腳冰冷或體力不足的毛病都有改善的效果。

## 對意識的作用

### 帶來冷靜的分析力

孔雀石幫助人們冷靜檢視自己內心，對於發生的事加以分析、理解，引導出解決問題的力量。其結果，使人們能從對經濟能力的不安或對疾病災害的恐懼等負面情緒中獲得解放，內心充滿祥和與喜悅的情緒。另外，孔雀石也是培養奉獻心的能量石。

## 孔雀石可改善的精神症狀

- 對災害、身體健康、經濟能力的不安多出常人一倍的人
- 不維持整潔便坐立不安的人

【Tiger's eye・虎眼石】 硬度●7

# 虎眼石

●來自宇宙的訊息● 直到最後仍不放棄

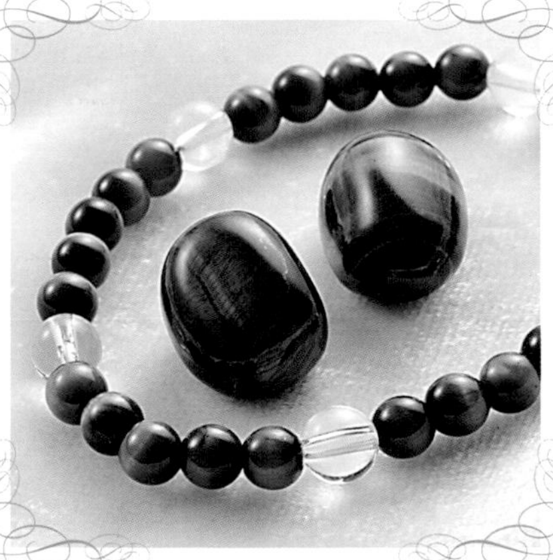

茶色中帶著鮮艷金黃色的條紋，在光線反射之下神似炯炯有神的虎眼，因此而得名。

虎眼石被認爲是能引導成功、招來幸運的能量石。古埃及人也崇拜虎眼石的力量，將其鑲嵌於神像的眼部。他們相信如此一來，神像眼部將釋放出足以反射驅離邪惡勢力的神聖眼力。

古印度人也珍愛此種色彩變化之下形成的美麗寶石。在行星寶石學中，虎眼石亦可代替能發出等同計都星能量的貓眼石。

## 對身體的作用

### 緩和膝蓋與腰部疼痛

虎眼石的能量能促進骨骼與軟骨的形成。骨折或膝蓋酸痛、腰部疼痛的患者佩戴虎眼石，對疼痛能有一定的緩和效果。此外，虎眼石也支援氣管與支氣管的運作，能改善多痰症狀。

## 對意識的作用

### 給予強烈意志與力量

遇到困難而感到挫折時，虎眼石能幫助人們控制自己的心志，引導人們湧現奮起向前，直到最後一刻都不輕言放棄的堅強意志。

此外，虎眼石也能令人對家族產生強烈感情，加深家人之間的羈絆。

### 虎眼石可改善的精神症狀

- 消極喪氣的人
- 對事物容易放棄的人
- 對家族心懷不滿的人

【Amber・琥珀】 硬度●2～2.5

# 琥珀

●來自宇宙的訊息● 巧妙順應變化

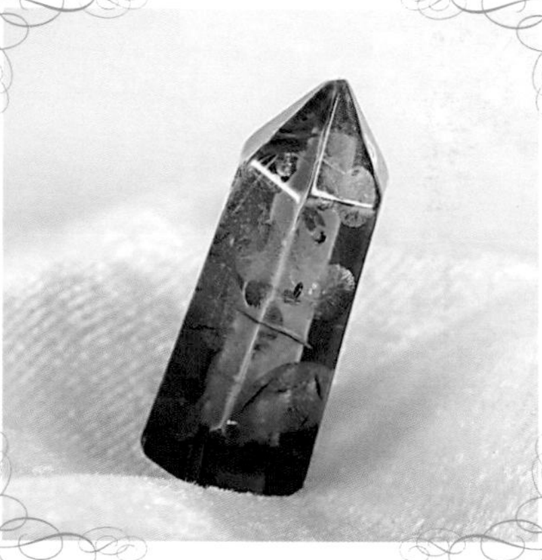

琥珀乃是針葉樹的樹脂於數千年前石化演變的產物。由於與礦物一樣是從地底採掘出來的，方便上經常被通稱爲礦物。有些琥珀之中可看見被包含其中的昆蟲或植物。

舊石器時代琥珀除了被當作裝飾品外，也常被利用爲治療藥品。在古埃及或古希臘，祭司們常在儀式之中於身上佩戴琥珀，將其視爲具有神聖守護力量的護身符。

琥珀的比重輕，能浮於海水之上，超過攝氏150度即開始軟化。也由於琥珀具有如此不耐熱的性質，淨化時請避免使用照射日光的方式。

## 對身體的作用

### 使關節動作圓滑順暢

琥珀能促進關節液的分泌作用，幫助關節活動更爲圓滑順暢。因此，有膝關節問題或腰痛毛病者可嘗試琥珀的效果。此外，琥珀能令掌管消化機能的第3脈輪運作活躍，所以也推薦給腸胃等消化器官常感疲憊的人。

## 對意識的作用

### 培養包容的心

森羅萬象（意即宇宙中所有存在的萬事萬物）都在全知全能的宇宙掌管之下。活在這當中的我們，透過種種體驗，順應其中變化，方能漸漸獲得一顆柔軟的心，無論有什麼遭遇都能夠包容。琥珀這種能量石，便能幫助我們培養這樣的包容心，讓我們面對並承認已經發生的事，同時湧現新的力量，再次站起來面對現實。

## 琥珀可改善的精神症狀

- 當事情不如願便感灰心失望的人
- 無法順應周遭變化封閉自我的人

【Tanzanite・灰簾石】 硬度●6～7

# 灰簾石（丹泉石，坦桑藍）

●來自宇宙的訊息● 挑戰極限



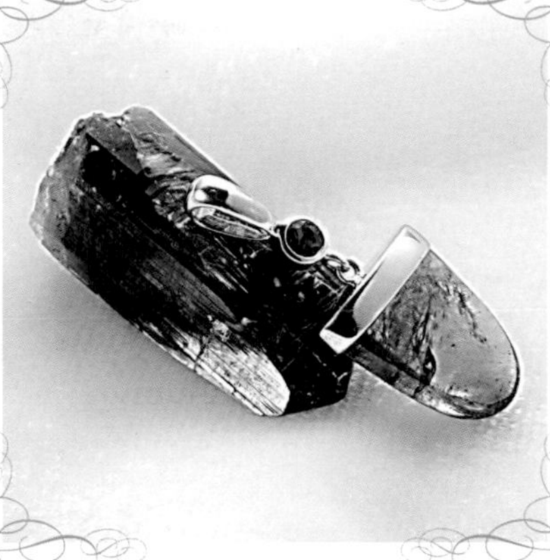

意味著「坦桑尼亞（Tanzania）之石」的坦桑藍，其正式名稱爲「灰簾石（Blue Zoisite）」。這是於1967年發現於坦桑尼亞的能量石，而其後由蒂芬妮（Tiffany）公司冠以「坦桑藍（Tanzanite）」名稱將之商品化，才成爲現在一般熟知的名稱。「Zoisite」這種礦石依照構成成份之不同，顏色也五花八門，其中呈現藍色或紫色的才被稱爲灰簾石。現在，這種礦石只在坦桑尼亞等少許非洲國家才能採集，非常稀少珍貴。

在行星寶石學中可用來代替釋放等同土星能量的藍寶石（參見80頁）。

## 對身體的作用

### 排出體內毒素

我們在日常生活中，透過攝取食物或水，甚至受到空氣中戴奧辛等重金屬物質對身體的不良影響，在體內累積了不少毒素。灰簾石能幫助我們從皮膚排出這些累積於體內的毒素。

## 對意識的作用

### 提高意識，給予靈感

灰簾石是一種能引導人們提昇意識層次，給予靈感，讓人們探索宇宙奧妙時，足以洞察眞理。感性獲得提昇，靈感也磨練得更敏銳時，對於生存的目的必將更能深入理解。

灰簾石也是正在挑戰自我極限之人的絕佳推手。特別是對在肉體與精神狀態都需超越極限的運動選手最能發揮效果。此外，灰簾石能幫助人們抹消不安，給予勇氣和深思熟慮的能力，而獲得心靈的平靜。

**灰簾石（丹泉石，坦桑藍）可改善的精神症狀**

● 對將來感到不安恐懼的人

【Yellow Sapphire • 黃剛玉】 硬度 ● 8.5

# 黃剛玉（黃藍寶）

● 來自宇宙的訊息 ● 相信自我的意志

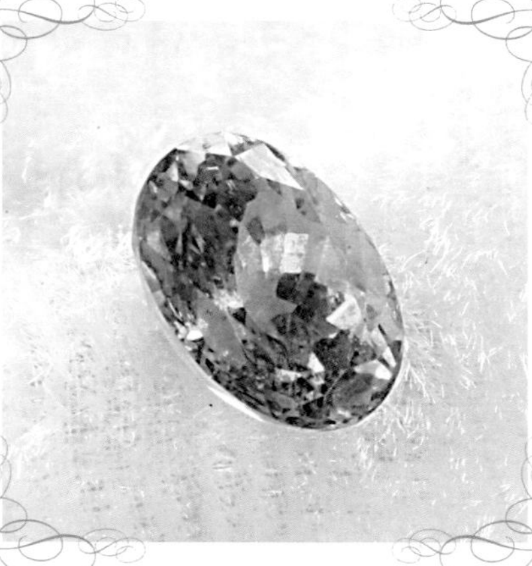

黃剛玉又稱黃藍寶，一如其名，就是黃色的藍寶石（簡稱黃寶石）。與紅寶石一樣是屬於「剛玉」家族的礦物。剛玉依構成上之內容物的不同，呈現紅色的即爲紅寶石，除了紅寶石之外的則統稱藍寶石（Sapphire）。所以，「藍寶石」事實上是有各種顏色的。

在行星寶石學中，黃剛玉擁有的能量，被認爲與來自木星的宇宙能量相同。

## 對身體的作用

### 強化腸胃・骨骼・關節

黃剛玉能幫助消化吸收順暢，維持良好腸胃機能。由於對消化腸道產生良好作用，因此也能提高腸管免疫（腸內進行的免疫作用），具有強化自癒力的功效。此外，還能強化骨骼與軟骨及關節組織，緩和腰部與膝蓋的疼痛。

## 對意識的作用

### 保持明快的心情<br>成為愉快的人

黃剛玉能引導我們一掃迷惘，信任自我的意志。因此推薦給容易受到他人意見左右的人。若能確實擁有自我意志力，即使面對不合理的事物一定也能堅強面對。在黃剛玉這種能量協助之下，就能漸漸保持明快的心情，擁有愉悅的人生。

**黃剛玉（黃藍寶）可改善的精神症狀**

- 動不動便想尋求他人建議者
- 對自己沒有自信的人

【Citrine・黃水晶】 硬度●7

# 黃水晶

●來自宇宙的訊息● 將一切朝向自己引導

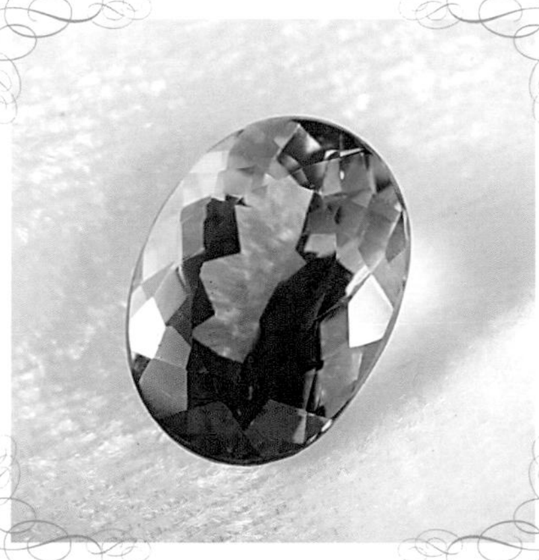

黃水晶因顏色類似柑橘類的水果「香櫞（Citron）」而得名。

從前黃水晶被認為是能帶來商業繁盛的寶石，因而受到人們的珍愛。此外，黃水晶與日長石相同，都是象徵太陽的礦石之一。陽光普照萬物，為大地注入能量，擁有黃水晶的人也能獲得高度能量，提高生命力。

## 對身體的作用

### 幫助排出體內積蓄的毒素

黃水晶能促進身體新陳代謝，具有幫助排出體內毒素的解毒作用。持有黃水晶的人會變得更容易出汗，隨著汗水排出毒素，從身體內側健康起來。此外，黃水晶還具有保護胃黏膜的作用，對於胃有毛病的人具備相當的功效。

## 對意識的作用

### 療癒來自身體方面的自卑感

想再長高一點，或希望臉能再小一點，人們多多少少對自己的身體都懷有不滿，甚至演變成自卑情結。患有疾病的人，也可能會怨恨自己為何不能擁有健康的身體吧。這些關於身體的自卑感，能在黃水晶的能量之下獲得療癒。黃水晶能教人明白，自己的身體其實就是最適合用來砥礪自己精神的地方。

## 黃水晶可改善的精神症狀

- 對自己的身體抱持強烈自卑感的人
- 對特定的人懷抱敵意的人

【Topaz・黃玉】 硬度●8

# 黃玉（黃晶，拓帕石）

●來自宇宙的訊息● 徹底發揮自我特性

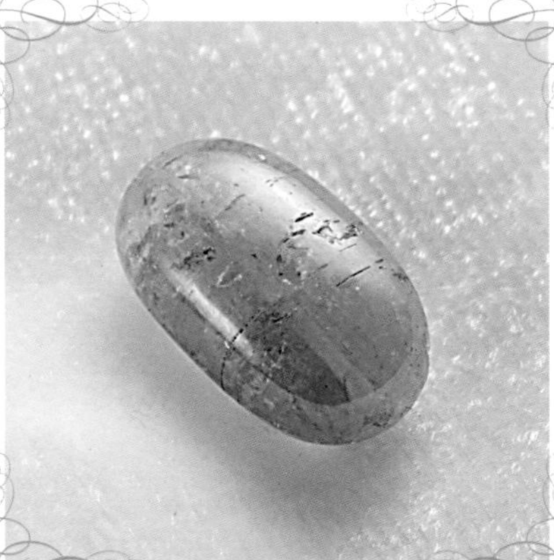

由於黃玉會受到光與熱的影響而改變顏色，所以雖名爲黃玉，但外觀上卻有無色或藍色、粉紅、橙色等多種色彩。

其中最具代表性，被稱爲「帝國黃玉（Imperial Topaz）」的黃色石頭，在古埃及被人們視爲太陽神的象徵而受到崇拜，古埃及人也將它當作驅邪的護身符而愛用著。黃玉發出的美麗光芒，更是經常被比喻爲太陽光，而這種能量石也正擁有如太陽般堅強明亮的能量。

**對身體的作用**

## 改善肌膚問題

黃玉能促進皮膚的新陳代謝，發揮創造健康肌膚的作用力。對於黑斑雀斑、異位性皮膚炎、溼疹、割傷或搔癢性傷口等肌膚問題都能發揮極高的治癒能力。

**對意識的作用**

## 柔軟變通的思考力

黃玉能幫助人們充分發揮各自的性格，培養柔軟的思考力，以最適合自己的方式獲得成長。此外還可提高創造力與感受性，讓人們察覺人生中的各種可能性。如此一來，人們就能跳脫制式的框框，從無形的壓力之中獲得解放。

**黃玉（黃晶，拓帕石）可改善的精神症狀**

- 只從一個面向思考事物的人

Ruby

【Ruby・紅寶石】 硬度●9

# 紅寶石（紅玉）

●來自宇宙的訊息● 無條件的愛

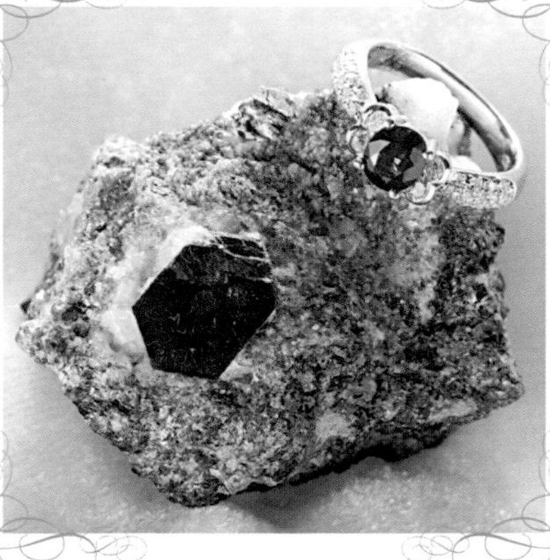

鋼玉（corundum）之中外觀呈現紅色的種類就被稱爲紅寶石，和藍寶石是不同顏色的家族兄弟。古代的印度人認爲紅寶石是能夠克服恐懼，增加快感的石頭，將紅寶石當作秘藥或治療肝臟的藥品來使用。

紅寶石之中濃縮著紅色的光線，充滿熱情、熱意、勇敢等波動與生命能量，且與第7脈輪有著強力的共鳴。

在行星寶石學中，紅寶石被視爲太陽之石，擁有紅寶石的人能獲得等同於太陽的能量。

## 對身體的作用

### 提高生命能量

紅寶石能改善血液循環，促進細胞再生，給予人體組織活力。此外，對於造血的骨髓也有所作用，助長紅血球、白血球及血小板的產生。失去元氣的人、容易感冒的人、手腳冰冷或貧血等，只要與血液有關的問題，紅寶石都能發揮效果。

## 對意識的作用

### 授予不屈不撓的精神力

在紅寶石的作用下，隨著體力精力的充實，心思靈感的強化，人們就能擁有不屈不撓的精神力量。因此，紅寶石是一顆增強領導能力，幫助人們積極挑戰事物的能量石。對於不夠積極的人，紅寶石能夠給予勇氣。

此外，在紅寶石的影響之下，即使是面對敵人也能給予無條件的愛。

**紅寶石（紅玉）可改善的精神症狀**

- 提不起幹勁
- 經常感覺疲倦
- 不夠積極，或精力不夠充沛的人

【Red jasper・紅碧玉】 硬度●7

# 紅碧玉

●來自宇宙的訊息● 珍惜當下而活

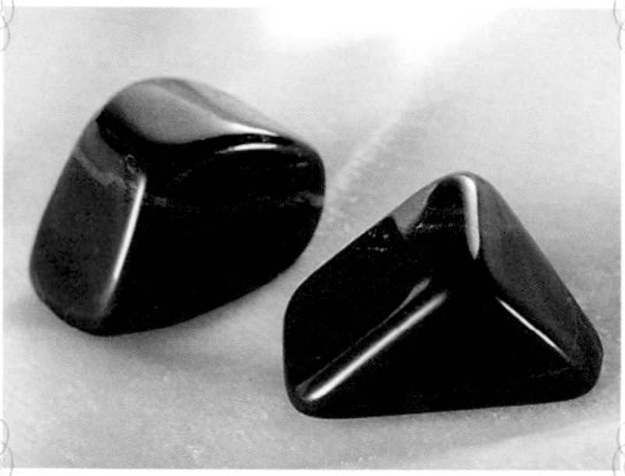

包括水晶在內，只要是屬於石英家族的礦物，而其中因含有20%以上的不純物質而呈外觀不透明的礦石，都總稱爲「碧玉」。而紅碧玉一如其名，就是紅色的碧玉。

紅碧玉被認爲擁有太陽能量，自古以來便是聖石之一。古代的秘魯人將紅碧玉用來當作避邪的護身符，美洲原住民則在祈雨儀式中使用紅碧玉，稱其爲帶來雨水之石。歐洲人則認爲「將紅碧玉放在孕婦肚子上，能使生產過程順利」，也當作安產護身符佩戴在身上。

## 對身體的作用

### 減緩年齡老化的速度

紅碧玉具有除去活性氧的作用（抗氧化）。而活性氧正是致使人老化或產生疾病的根源之一。此外，紅碧玉還有促進鹼性的作用，防止身體的酸化傾向。對於日常生活中維持與增進健康，以及想延緩老化速度的人，紅碧玉都有值得期待的效果。

## 對意識的作用

### 培養正確的判斷力

推薦給陷入後悔不安等負面情緒的人。持有紅碧玉將自然懂得珍惜眼前，湧現腳踏實地向前走的力量。

此外，紅碧玉能引導事物朝正確方向演進，幫助人們分辨是非善惡，養成正確的判斷能力。特別是對於明知正做著錯誤的事卻無法停手的人，紅碧玉能發揮絕大的效果。

## 紅碧玉可改善的精神症狀

●陷入後悔或不安情緒而一蹶不振的人 ●明知錯誤卻無法停止的人

【Red coral・紅珊瑚】 硬度●3.5～4

# 紅珊瑚

●來自宇宙的訊息● 發揮自己的專才，為他人帶來喜悅

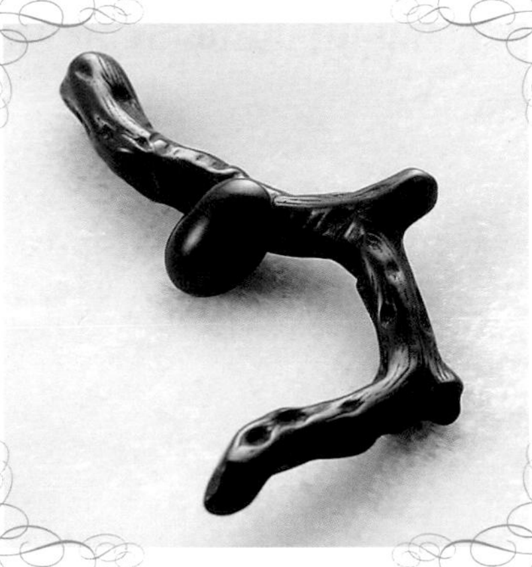

珊瑚（Coral）這種能量石嚴格來說並非礦物，其來源是珊瑚蟲這種生物。珊瑚古來就被航海者當作行船安全的護身符使用。

珊瑚有紅、粉紅、白等各種顏色，其中紅珊瑚做爲能量石又具有最大的能量。拿紅珊瑚透過稜鏡（透明的三角柱）觀看，可看到黃色光線放射，因此紅珊瑚能爲體內補充不足的黃色光線。此外，其波動頻率與第1脈輪產生強烈共鳴，能爲我們提高生命能量。在行星寶石學中認爲紅珊瑚接受來自火星的能量，被視爲珍貴的能量石。

## 身體的作用

### 對肌肉與關節起作用

紅珊瑚對肌肉、肌腱、骨頭與關節都有所助益。具有減緩痙攣、肌肉痠痛、肌腱炎、腰痛、肩膀僵硬等症狀的效果。另外也能幫助肝臟與消化器官的運作，改善肝臟機能低落及消化不良的毛病。

## 對意識的作用

### 懷抱感恩的心，積極向前

當感覺到自我存在受到威脅而內心受傷時，紅珊瑚能夠療癒這種受傷的心情。同時還能養成感恩的心與積極向前的態度，增加歡笑、喜悅、安心等正面積極的情感。

**紅珊瑚可改善的精神症狀**

- 遭受雙親或他人的虐待或壓抑，造成心理傷害的人
- 對初次見面的人感到恐懼的人
- 容易混亂焦慮的人

【Carnelian・紅玉髓】 硬度●6.5～7

# 紅玉髓

●來自宇宙的訊息● 接受他人的思考與行動

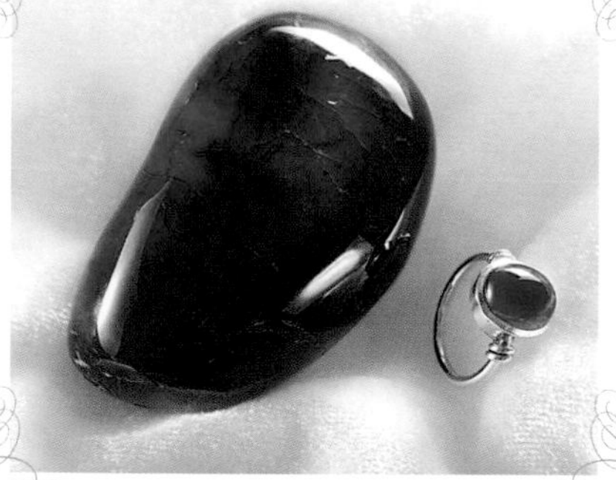

紅玉髓（Carnelian）的語源來自拉丁語中具有「肉」意味的「carnis」。在礦物學的分類上，紅玉髓與石英屬於同一家族。帶有條紋或花紋的紅色石英石，一般就稱之爲紅玉髓。

在西元前2500年的美索不達米亞文化遺跡中，就曾發掘出以紅玉髓製成的首飾。在行星寶石學中，紅玉髓與紅碧玉（請參見94頁）同爲紅珊瑚的代用石，被視爲能發出等同於火星的能量。

## 對身體的作用

### 促進血液成份的產生

紅玉髓正如其名，對骨髓產生作用，可促進搬運氧氣和二氧化碳的紅血球、掌管免疫能力的白血球、以及凝固血液的血小板細胞產生。因此，紅玉髓對貧血的人或有血液方面疾病的人是有相當功效的。

## 對意識的作用

### 給予面對未來<br>迎向未來的勇氣

人生總會經歷痛苦。然而過了一段時間回頭看，會發現當時的經驗都成爲力量，幫助著現在的自己。紅玉髓就是能幫助人們擁有更多面對未來來的勇氣，並且讓我們更能理解他人的思考與行動。當紅玉髓的力量發揮在戀愛時，將吸引到對彼此而言都是理想的伴侶。

## 紅玉髓可改善的精神症狀

- 陷溺於過去失敗經驗或事故而無法重新振作的人

【Spinel・尖晶石】 硬度●8

# 尖晶石

●來自宇宙的訊息● 為他人盡心盡力

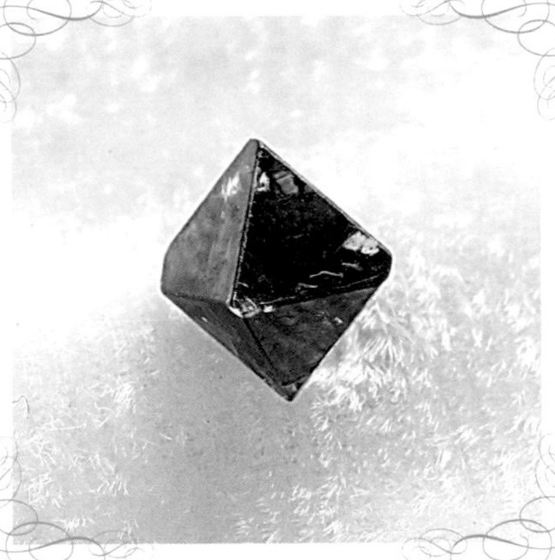

尖晶石是由鋁與鎂形成的礦物，依內含的鐵元素、鉻元素、鋅元素與錳元素之含量的微妙不同，使其外表分別呈現紅、橙、綠、藍、紫或黑等不同的顏色。

特別是紅色的尖晶石，因爲擁有豔麗的光澤，經常被與紅寶石混淆。也因此，在行星寶石學中，可代替紅寶石，爲持有者帶來等同於太陽發出的能量。

## 對身體的作用

### 促進血液循環
### 提昇免疫力

尖晶石能促進副交感神經的活性化。副交感神經越是活躍，身心越能獲得舒緩放鬆，血液循環變得更好，體溫也會上升。此外，還能增進白血球中的淋巴球數量， 提高免疫能力，維持全身的健康。

## 對意識的作用

### 帶來熱情、意志、勇氣

持有尖晶石的人，在需要給予他人評價時，會受到引導而去注意良善的一面。適合推薦給很難發現他人優點，總是在找他人缺點的人。尖晶石能讓持有者願意爲他人盡心盡力，這是作爲領導者所需要的資質，也將因尖晶石的幫助而獲得發揮。擁有尖晶石亦能帶來朝目標前進、精益求精的熱情與意志，以及不屈不撓的勇氣。

## 尖晶石可改善的精神症狀

- 眼中只看得見他人缺點的人

【Diamond・金剛石】 硬度●10

# 金剛石（鑽石）

●來自宇宙的訊息● 純真

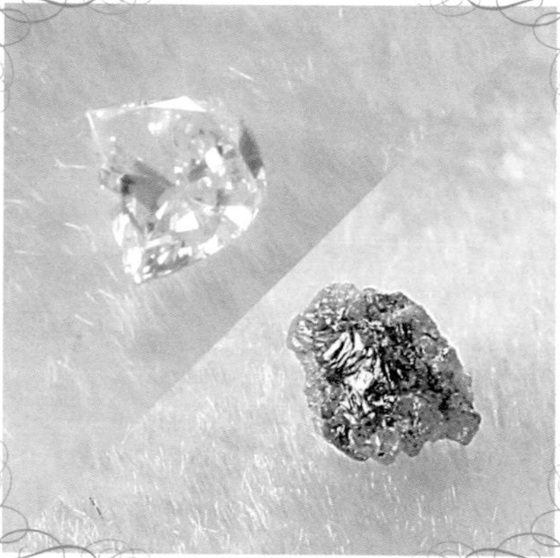

在所有礦物之中硬度最高的金剛石（也就是鑽石Diamond），其名稱之由來乃源自希臘語中帶有「征服欲」意味的「adamazein」。金剛石以無色爲基準，但也有藍色、粉紅色、黃色、綠色等多種色彩。而無色金剛石因爲其堅硬無瑕的形象，在人們心目中成了永恆羈絆的象徵。

金剛石透過稜鏡（透明的三角柱）觀看時，會發出藍色的光線，當人體藍色光線不足時能幫助補充，引導身心達到健康狀態。在行星寶石學中，金剛石釋放的能量等同於金星能量。

## 對身體的作用

### 促進性荷爾蒙的分泌

金剛石有助於促進女性荷爾蒙、男性荷爾蒙，以及保持年輕的荷爾蒙等種種荷爾蒙的分泌。此外，也對腎臟、膀胱、尿道、前列腺的運作有所助益。還能幫助人體排解來自農藥與食品添加物的毒素。



## 對意識的作用

### 帶來堅強的精神力與不屈的信念

當生病，或遭遇霸凌、面對大考等重大事件時會特別感到恐懼的人，金剛石的能量將有助於產生堅強的精神力量與不屈的信念。精神上受過傷的人，也能在金剛石的能量幫助下踏出新的一步。另一方面，金剛石也爲人們培育豐富的自然與藝術美感。

### 金剛石（鑽石）可改善的精神症狀

- 失去生存力量的人
- 恐懼疾病，或因霸凌事件而對特定人物感到恐懼的人

【Rutile quartz・金紅石】 硬度●6～6.5

# 金紅石（髮晶）

●來自宇宙的訊息● 萬物皆有所聯繫

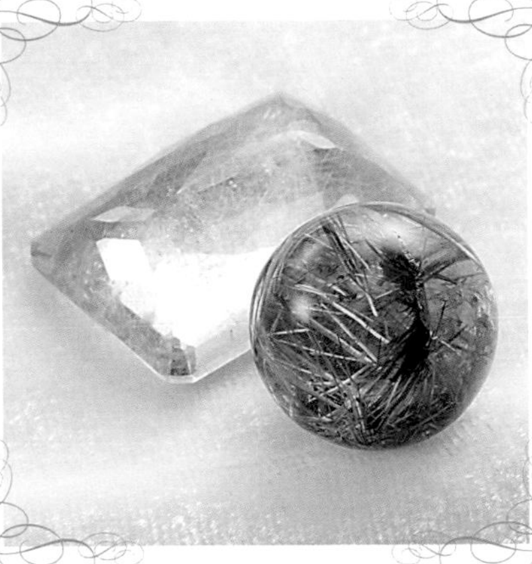

金紅石（Rutile quartz）中的「Rutile」，來自拉丁語中「閃耀著金黃色」意味的「rutilus」。「Rutile」是一種二氧化鈦的結晶；水晶（quartz）之中包覆著髮絲狀的「Rutile」所形成之能量石，故名爲「Rutile quartz」。

與高級寶石不同，在能量石的世界之中，石頭之中包覆著異種內容物的種類，比一般的石頭具有更高的能量。金紅石內含的髮絲狀，在西洋被稱爲「愛神的箭」，由此可知金紅石也被當作能帶來幸福良緣的能量石而受到人們喜愛。

## 對身體的作用

### 阻擋電磁波

手機、電腦、微波爐、電視等等的電器製品所產生的電磁波都對人體帶來極大的影響。而金紅石的作用，即能幫助阻擋這些肉眼不可見的電磁波。

## 對意識的作用

### 相信自己走的路

人生在世絕不孤單，一切都是聯繫在一起的。所以請相信自己，鼓起勇氣踏上自己選擇的路前進吧。金紅石將爲擁有明確目標、內心充滿希望的人助上一臂之力。

## 金紅石（髮晶）可改善的精神症狀

- 感到孤單寂寞的人
- 帶著不滿的情緒，任憑時光流逝的人
- 一遇到困難就失去動力的人

【Rhodonite・薔薇輝石】 硬度●5.5～6.5

# 薔薇輝石（玫瑰石）

●來自宇宙的訊息● 對愛與溫柔的覺醒

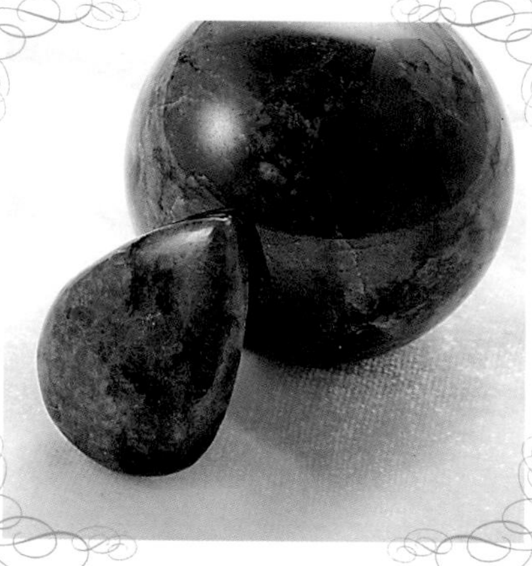

薔薇輝石有淡粉紅色與深紅色等美麗的玫瑰系色彩，其名稱的由來源自於希臘語中意味著「玫瑰」的「rhodon」。因此這種石頭也擁有了「薔薇輝石」如此美麗的名字。

這種能量石，能引出人們的潛在能力，將精神引導至更高層次的領域。傳說擁有薔薇輝石的人能對愛敞開心胸，因此也被視爲戀愛的守護石，經常被當作戀愛護身符來使用。

## 對身體的作用

### 對血小板有所作用，具止血效果

薔薇輝石能促進血液中的血小板凝結，有止血的效果。尤其對產後的出血特別有效。此外，它還對某種病毒起作用，能抑制病毒的增生。

## 對意識的作用

### 鼓起勇氣出發

眞正的愛與溫柔，就是放棄一切的執著與束縛，一心一意支援對方的幸福。薔薇輝石是一顆能幫助人們對這樣眞實的愛與溫柔有所覺醒的能量石。

當人們無法肯定自己的決斷或行動是否正確，或是內心脆弱容易挫折時，薔薇輝石能教導人們鼓起勇氣出發的重要性。

**薔薇輝石（玫瑰石）可改善的精神症狀**

- 因爲太擔心而過度干涉別人時
- 沒有自信，陷入自卑沮喪的情結

【Lapis lazuli・青金石】 硬度●5.5

# 青金石

●來自宇宙的訊息● 展現原原本本的自我

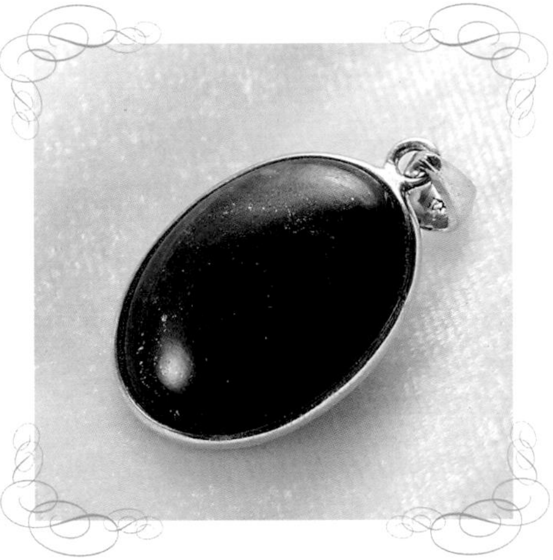

群青色的石頭上滿佈著金色的黃鐵礦，這就是青金石，也是至今擁有最悠久歷史的石頭之一。在西元前5000年到6000年的古埃及、印度、中國等不同地域，青金石都被視爲「神聖之石」，當作護身符來使用。古埃及不只王族與祭司會將青金石佩戴在身上，像是著名的圖坦卡門黃金棺木上也使用了青金石做爲裝飾。不分東西洋，青金石都被認爲是蘊含神明力量的幸運寶石。

青金石的波動和土耳其石（參見78頁）相同，都和第5脈輪有著強烈共鳴。

## 對身體的作用

### 促使副交感神經活躍

青金石能促進副交感神經活躍，副交感神經具有引導身體鎮定下來的作用，因此能幫助人們身心獲得深度放鬆。當情緒激動或焦躁不安時，青金石都能發揮效果。它對腎臟及膀胱的運作也有刺激活化的作用，還能促進體內能量循環。

## 對意識的作用

### 以強烈的意志力控制自己

青金石是能夠支援人與人之間溝通的能量石。無法坦率說出內心想法，或是相反地將話說得太重時，青金石都能發揮力量，幫助人們不加修飾地表現出原原本本的自己。此外，青金石還能活化第5脈輪，培育控制情感的強烈意志力，如此一來，一旦決定的事，一定能夠貫徹到最後。

**青金石可改善的精神症狀**

- 無法將內心想法坦然說出口的人
- 藉口太多，或是太多嘴的人

【Chrysocolla・矽孔雀石】 硬度●2～4

# 矽孔雀石

●來自宇宙的訊息● 秉持自我不受周圍左右

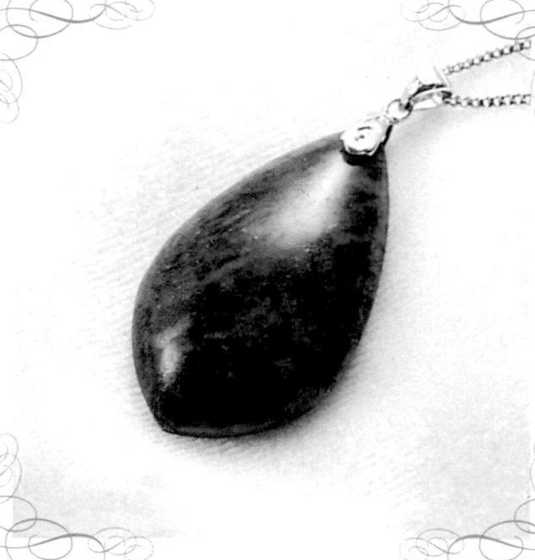

## 對身體的作用

### 調整自律神經的平衡

交感神經掌管身體的活動，而矽孔雀石能壓抑交感神經不使其過於興奮激動。推薦給壓力較大、容易緊張的人。矽孔雀石能調整自律神經的平衡，提高免疫力。

## 對意識的作用

### 提高女性魅力

矽孔雀石能助長纖細而體貼的溫柔心思，提高女性魅力。另一方面，也能幫助人們不受周遭左右，確實保有自我。持有這種能量石的人，必也將擁有寬大的胸襟。

矽孔雀石（Chrysocolla）名稱是由希臘語中意味著「金」的「chryso」，以及意味著「膠」的「kolla」組合而成。由此也可看出，過去此類礦石是被人們運用在接繫起黃金時使用的。

矽孔雀石的外觀呈現鮮艷的藍綠色，有如蔚藍的海空相映一般美麗，也像從太空俯瞰地球時的顏色。

## 矽孔雀石可改善的精神症狀

- 遭遇意料外的事便陷入混亂的人
- 被認爲沒有女性魅力的人
- 因苦無機會實踐自己想做的事而感到不滿的人

【Blood stone・血石】 硬度●7

# 血石（血玉髓）

●來自宇宙的訊息● 人人皆平等擁有各自存在的價值

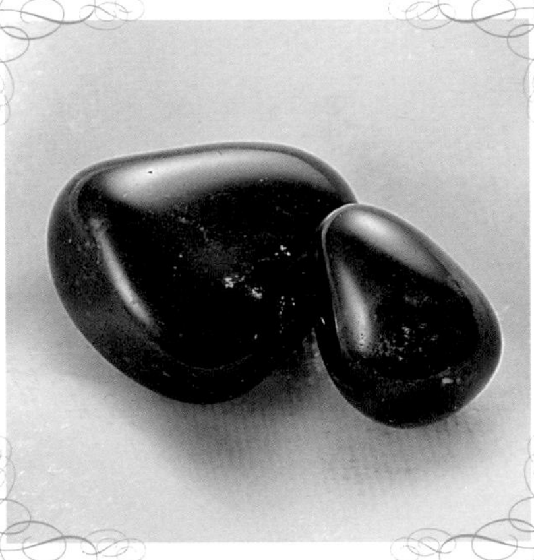

血石是碧玉的一種。暗綠色的石頭中星羅棋布著如血斑的紅色斑點，因此被稱作血石或血玉髓。關於血石裡的紅色斑點有一個傳說，據說那是當基督被釘上十字架時滴下的血落在碧玉上而形成的。

在古代埃及，人們將這種礦石磨成粉，與蜂蜜混合後當作止血劑使用。此外當士兵們上戰場時，也會佩戴血石作爲護身符。

## 對身體的作用

### 促進葡萄糖轉換成身體能量

血石能促進體內的能量變換。換句話說，也就是幫助肌肉中儲存的名爲「肝醣」之物質進行轉換，分解成葡萄糖，轉換成身體活動所需的能量。肉體活動量大的運動選手等，便很適合運用血石來保持自身能量。

## 對意識的作用

### 給予超越困難的勇氣

血石是顆教會人們懂得人人皆平等，且各自擁有其存在價值的能量石。

另一方面，這也是一顆協助人們不輕言放棄的石頭。即使過去或現在有過什麼痛苦經驗，但當下再怎麼苦惱也都於事無補了，血石如此告訴我們，同時給予人們解決問題的意欲，產生超越困難，面對未來的勇氣。

**血石（血玉髓）可改善的精神症狀**

●事事都先責怪自己　●覺得自己不如他人，沒有存在價值　●對任何事都提不起興趣而感到煩惱的人

Sphene

【Sphene・榍石】 硬度●5～5.5

# 榍石（楣石）

●來自宇宙的訊息● 擁有夢想

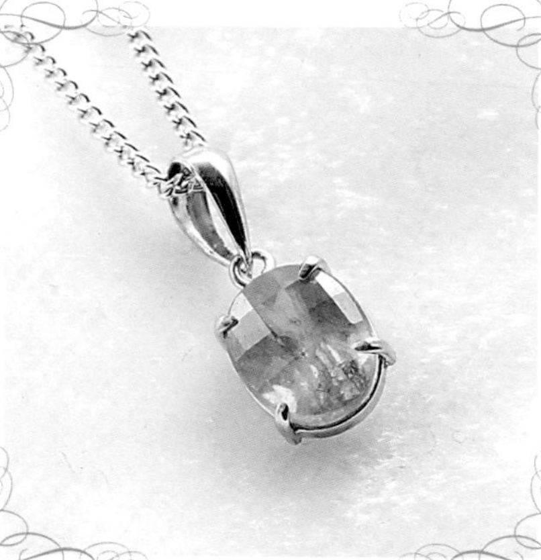

榍石（Sphene）名稱的語源來自希臘語中意謂「楔子」的「Sphenos」，一般認爲這是因爲構成榍石的結晶體，多呈現楔形的緣故。

礦物組成成分中含有許多鈦元素（titanium），所以也被稱爲「Titanite（楔石）」。受到內含錳元素或鉻元素的影響，外觀也會呈現黃、綠、藍、黑等各種顏色。透明度高的榍石甚至可發出超乎鑽石以上的光芒。

## 對身體的作用

### 促進側腦葉運作的活性化

腦部側腦葉掌管情緒與感情，以及對聲音與形狀的辨識，榍石能促進這個區域運作的活性化。側腦葉深處有掌管記憶的海馬體以及語言中樞，是人腦非常重要的部位。因此榍石也特別推薦給情緒平板、情感貧乏、喜怒哀樂不分明的人。

## 對意識的作用

### 腳踏實地

榍石能幫助逃避現實的人腳踏實地面對自己的人生。另一方面，榍石也能教導人們懂得擁有夢想的重要性，實是一顆能夠幫助取得現實與夢想之間平衡的能量石。而在朝向夢想努力過程中遭遇挫折的人，或是已決定的事項卻無法完成的人，若能擁有榍石，將能夠增強貫徹到底的意志力。

## 榍石（楣石）可改善的精神症狀

- 逃避現實，總想逃離他處的人
- 已經決定的事卻無法實現的人

T

【Pearl・珍珠】 硬度●2.5～4.5

# 珍珠

●來自宇宙的訊息● 養成慈悲心

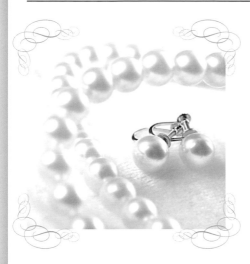

自古以來，珍珠都象徵著青春與美。氣質高雅而美麗的光澤，是來自進入貝類體內的物質歷經歲月長久淬鍊而呈現出的神秘光芒。關於珍珠與美貌之間的關聯性，最有名的即是埃及豔后為了保持美貌而將珍珠放入醋中溶解飲用的軼聞。除此之外，珍珠粉在中國及古代波斯也都被當作退燒藥或感冒藥使用。

珍珠透過稜鏡（透明的三角柱）觀看呈現橘色（橙色），能補足人體不足的橙色光線。行星寶石學中，珍珠散發的能量等同於月亮的能量。

## 對身體的作用

### 減輕發燒、發腫、過敏等症狀

珍珠能減輕伴隨發炎或碰撞傷而來的發燒及紅腫症狀。此外，也能緩和異位性皮膚炎或花粉症的過敏症狀。由於珍珠具有抗氧化作用（對老化原因之一「活性氧」的抑制作用），對於延緩老化有相當大的效果。

## 對意識的作用

### 保持平穩心情

不只身體，珍珠對於過度敏感的心靈也有很好的緩和鎮靜效果。當人們煩躁不安、容易發怒或陷入深刻悲傷時，珍珠淡淡的光芒能為人們帶來平穩的心情。隨之而來的便是獲得清明的思考力，不再受到過去痛苦回憶糾纏，進而產生慈悲之心，更懂得去尊重他人的想法。

**珍珠可改善的精神症狀**

- 感到受糟蹋而大受打擊的人
- 當對方不如自己所願便煩躁易怒

【Hematite·赤鐵礦】 硬度●5～6

# 赤鐵礦

●來自宇宙的訊息● 已發生的一切都是正確的

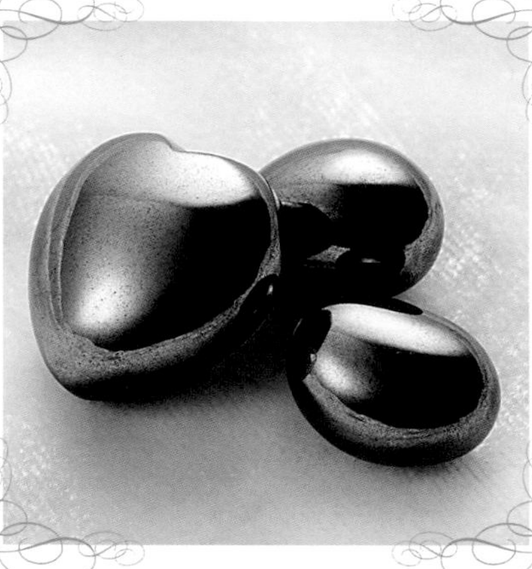

赤鐵礦是鐵礦石的一種，散發金屬性的光輝。能作為鐵原料的赤鐵礦，由於在切割或研磨時會產生大紅色的粉末，其名稱也就來自於希臘語中意味著「血」的「hema」。事實上，這種赤鐵礦在火星上也發現過。據推測，可能是數十億年前，當火星還是水之行星時形成的。

古羅馬人將赤鐵礦與戰神Mars結合，稱其為「引導勝利之石」而加以崇拜。戰士遠赴戰場出征時，常會在身上佩戴赤鐵礦當作護身符。

## 對身體的作用

### 促進血液流動

赤鐵礦對血管起作用，有助於血液的流動與搬運。血液肩負著傳送營養與氧氣到身體各個角落的任務，當血液流動順暢，細胞就能充滿活力生機。

## 對意識的作用

### 促進柔軟的思考力

一遇到挫折便自暴自棄的人，佩戴赤鐵礦後將發現發生在自己身上的一切，其實都有著更深的含意。

赤鐵礦培養人們寬容的精神，從而樂於接受他人的言語作為，對於發生的事物能抱持柔軟彈性的思考力。不只如此，赤鐵礦還能提高創造力，避免思考落入窠臼，使思考活動變得活潑。

### 赤鐵礦可改善的精神症狀

- 思考落入窠臼的人
- 無論行動或思考都易於自暴自棄

【Sardonyx・纏絲瑪瑙】 硬度●7

# 纏絲瑪瑙

●來自宇宙的訊息● 無論什麼事都能寬容接受

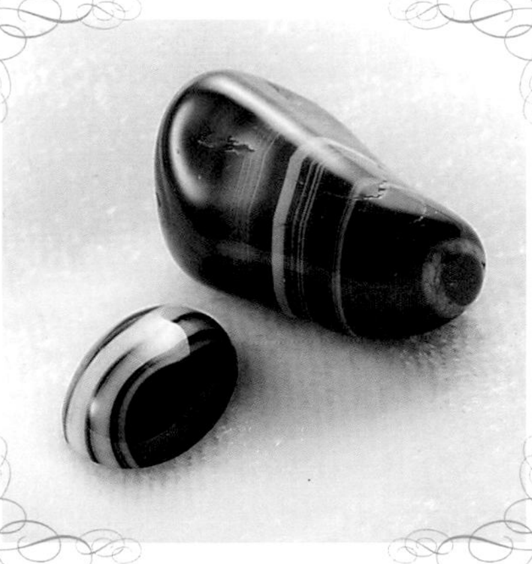

纏絲瑪瑙顧名思義屬於瑪瑙家族。onyx即爲縞瑪瑙，一般來說縞瑪瑙指的是黑色單色，或是有黑白兩色層積花紋的黑色縞瑪瑙，這裡介紹的纏絲瑪瑙則是有著紅白雙色條紋的種類。其名稱中的「sard」指的就是紅色或赤褐色的石英。

在寶石光線療法之中，這種能量石通常用於補充紫色光線。而在行星寶石學中，等同於羅睺所發出能量的是鐵鈣鋁榴石，纏絲瑪瑙則可作爲鐵鈣鋁榴石的代用石。

**對身體的作用**

## 消除化學物質毒素

纏絲瑪瑙有助於消除體內累積的農藥或食品添加物等化學毒素。此外，它還能強化骨骼與韌帶的結合度，抑制病毒與細菌所引起的感染症狀，對於傳遞訊息的神經細胞也有活性化的作用。

**對意識的作用**

## 引導夫妻關係圓滿

纏絲瑪瑙能令夫妻或戀人之間的羈絆加深。若總是在意對方不好的地方，愛情必將減退，而纏絲瑪瑙能夠幫助人們察覺對方美善的一面。

當人們擁有寬容的心，便不會爲了小事堅持己見，心情變得開朗從容，不只是夫妻關係，也能開拓更豐富的交友關係與人脈。

**纏絲瑪瑙可改善的精神症狀**

- 夫妻關係不佳的人
- 容易在意小事的人

【Garnet・石榴石】 硬度●7.5

# 石榴石（深紅寶石）

●來自宇宙的訊息● 擁有面對困難的勇氣

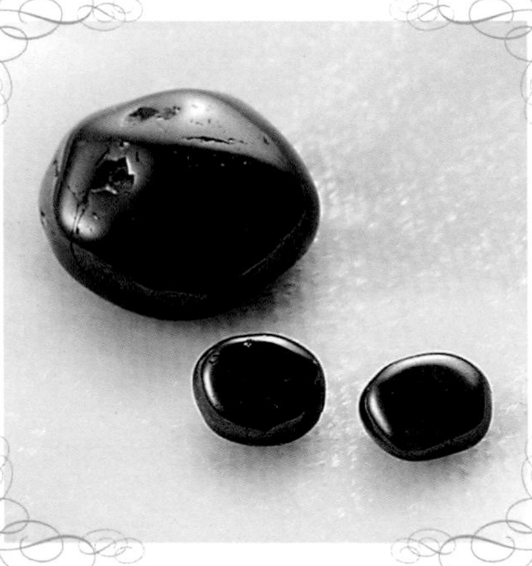

石榴石（Garnet）其實是此種礦物的總稱，其下還可細分爲14種類。

一般最常見的石榴石是深紅色的，也被稱爲鐵鋁石榴石（Almandine Garnet）。人們相信這種石頭能帶來勝利，過去十字軍東征時也曾將此能量石當作士兵的止血藥物以及防止受傷的護身符使用。

在行星寶石學中，石榴石可做爲能散發等同於太陽能量的紅寶石之代用石。不如試著佩戴石榴石，感受太陽的能量吧。

## 對身體的作用

### 提高生命能量

深紅色的石頭本具有喚起生存本能的力量，能夠提高生命能量，給予身體細胞與組織活力。也因爲能夠強化體力與持久力，對於消除疲勞和從事高度勞動都有很大幫助。

## 對意識的作用

### 養成對事物積極的態度

石榴石能幫助人們在面對夢想與目標時不再害怕失敗，產生超越障礙的意念與勇氣。此外，當感覺痛苦或失意時，石榴石的能量也能讓人誠實面對內心的自我，而不虛張聲勢。如此一來內心感到輕鬆了，人也就能重新出發了。

## 石榴石（深紅寶石）可改善的精神症狀

- 對自己能力存疑而喪志的人
- 遇到困難或感到痛苦時仍隱藏內心眞意的人

Aventurine

【Aventurine・砂金石】 硬度●7

# 砂金石（東陵石）

●來自宇宙的訊息● 深刻觀察事物，看透其本質

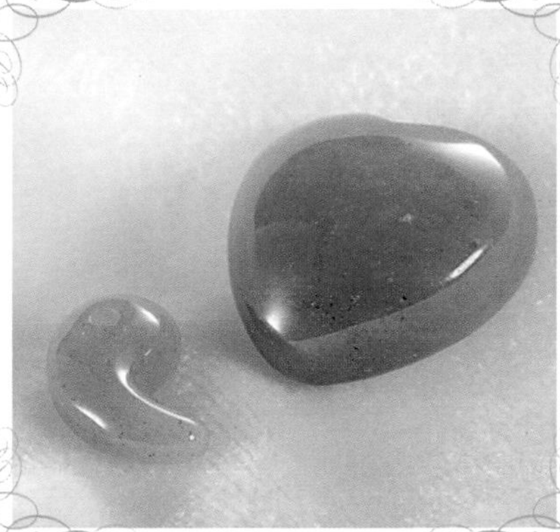

砂金石主要產於印度，因有著與翡翠相似的美麗綠色外觀，而也被稱爲「印度翡翠」，除了當作裝飾品外，也應用於各種用途。

古代西藏人認爲砂金石是「能提高洞察力的石頭」，而對其抱以崇敬的態度。在建造佛像時，也因佛眼能夠洞察眞理，往往使用砂金石鑲嵌於佛像眼部。

在行星寶石學中，砂金石可用於代替散發與水星相同能量的祖母綠石。

ア

### 對身體的作用

## 促進神經的訊息傳達機能

腦部發出的各種指令透過神經傳導物質乙醯膽鹼（acetylcholine），經過各神經線來到身體各部位。砂金石能提高這種訊息傳導的機能，幫助來自腦部的資訊順暢地傳遞至身體。

### 對意識的作用

## 對他人的意見、想法抱持肯定態度

砂金石能幫助人們不被表面事物迷惑，培養看穿事物本質的能力。若能看穿事物本質，就能了解其背後的成因，讀取其中的含意。同時也能擁有更坦率的心情，去試著肯定別人的意見與想法。

### 砂金石（東陵石）可改善的精神症狀

- 容易陷入恐慌或歇斯底里的人
- 受惡夢所苦的人

Sugilite

【Sugilite・杉石】 硬度●5.5 ～ 6.5

# 杉石（舒俱徠石）

●來自宇宙的訊息● 接受原原本本的一切

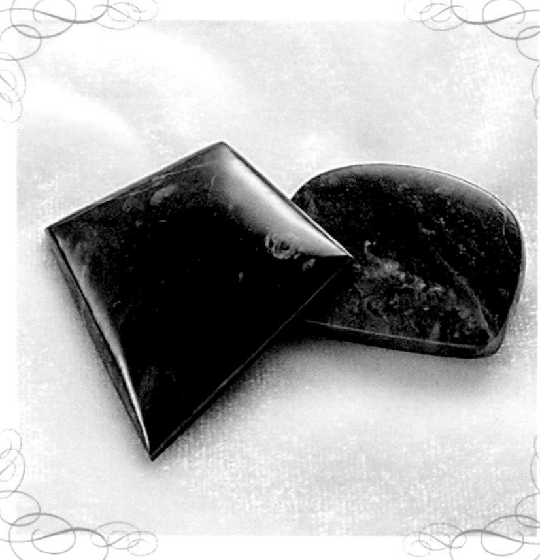

杉石是於1977年才在日本愛媛縣岩城島發現的，與其它能量石比較起來歷史還相當淺。其名稱是來自發現這種礦石的岩石學者，杉健一教授的姓氏。

杉石蘊含了幫助人們強化內在的力量，當陷入逆境時，能喚醒不屈不撓的精神。此外也因具有趨避危險的效果，所以也常被當作護身符使用。

**對身體的作用**

## 令動物本能獲得覺醒

杉石能夠刺激腦幹，而腦幹主管呼吸、血液循環、發汗調節體溫等等人體生存最根源的機能，因此杉石也被認爲能刺激動物本能的覺醒。而提高根本生命力後，現代人不足的生命能量便可獲得補充。

**對意識的作用**

## 安心生活

杉石能幫助人們原原本本地接受一切事物，對於眼前發生的狀況也會願意去克服，所以適合推薦給正面對層層難關與考驗的人。只要能接受現實而活，就會懷抱意志，產生興趣，產生堅強前進的動力。其結果就是過著具有安心感的人生。

**杉石（舒俱徠石）可改善的精神症狀**

- 事情不如所願時便傾向否定的人
- 總是對未來懷抱不安的人

ㄕ

Crystal

【Crystal・水晶】 硬度●7

# 水晶石

●來自宇宙的訊息● 安心生活

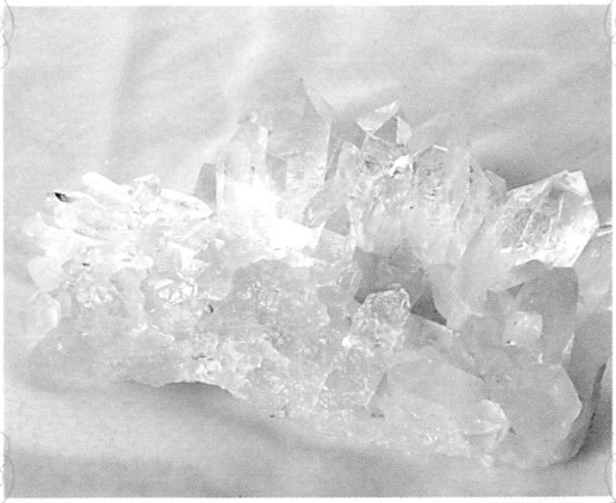

被誤認爲是冰而獲得此名的水晶（Crystal），是石英大型結晶化之後的產物。石英是種類最豐富的礦物，玉髓、瑪瑙、碧玉等等都屬於石英家族。而其中無色透明的就是水晶，也稱作水晶石。

在衆多能量石之中，自古以來最受愛用的便是水晶。水晶在世界各地被用於咒術、裝飾品、治療、冥想等用途。日本的神社之中也有許多供奉著以水晶製成的神像。

## 對身體的作用

### 幫助排出體內毒素與老廢物質

水晶能激發人體新陳代謝（體內新舊物質的交替），有幫助人體從皮膚排出體內毒素的作用。此外它還能促進胃部黏液的生成，保護胃黏膜。想消除疲勞的人或胃潰瘍患者，可嘗試水晶的功效。

## 對意識的作用

### 引發潛在能力

水晶能帶給人們安心生活的力量，及分辨是非眞實的能力，擁有水晶的人多半更能相信自己，積極向前。此外，當心情不穩定或感情起伏大、內心不安時，水晶也有助控制心情，帶來安定。

有時，水晶能引出人們預知或透視等潛在的特殊能力，令意識力大幅提昇。

### 水晶石可改善的精神症狀

- 茫然而不安的人
- 情緒焦慮，難以獲得心靈平靜者

【Larimar・水松石】 硬度●4.5～5

# 水松石（拉利瑪）

●來自宇宙的訊息● 培養寬容精神

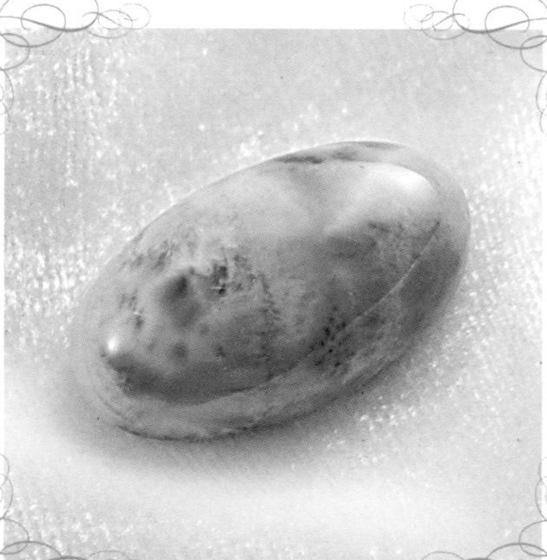

這顆能量石發現於1970年，算是歷史較淺的，在礦物學上的正式名稱是「藍色針鈉鈣石(Blue Pectolite)」。主要產地爲多明尼加共和國，有著令人聯想起加勒比海的美麗湛藍色。

水松石被認爲是愛與和平的象徵，能帶給人們生之喜悅。同時它也教導人們何謂不變的友情、事物的調和之道，以及體恤他人的心情，並且能夠鎭壓內心的憤怒情緒。

由於水松石有不耐太陽久曬的傾向，進行淨化時請避免採取照射日光的方式。

## 對身體的作用

### 促進荷爾蒙的分泌

水松石能促進女性荷爾蒙、成長荷爾蒙等各種荷爾蒙的分泌。也促進皮膚與毛髮的新陳代謝，對於黑斑、雀斑、溼疹、圓形禿、毛髮稀少等都有改善的效果。

## 對意識的作用

### 讓希望覺醒

水松石能令持有者內心產生對他人的寬容心境，當感覺到快被怒氣沖昏頭時，水松石能夠幫助鎭壓激動情緒，讓人漸漸冷靜下來。

此外，無論陷入多麼絕望的情況之中，水松石的力量都能引導希望覺醒，幫助人們脫離困境。

**水松石（拉利瑪）可改善的精神症狀**

- 常批評與自己想法不同的人
- 陷入嚴重的沮喪與絕望之中時

【Sunstone・日長石】 硬度●6～6.5

# 日長石

●來自宇宙的訊息● 無論與誰都能以真我來交往

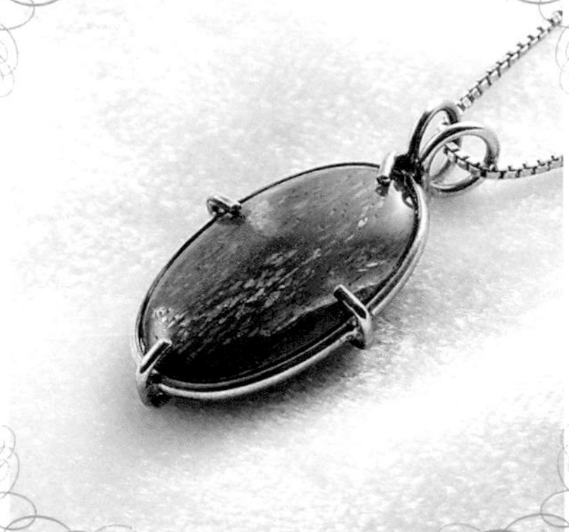

日長石與月長石相同，都屬於被稱爲「長石」種類的礦物。因含有成份的不同，日長石不同於月長石，外觀發出金黃色或赤褐色的亮光。

一如這顆能量石的名稱「日長石」，它不僅有著令人聯想起太陽的色澤，而且被認爲其中棲宿了來自世界各地的太陽能量，受到相當的珍視。古希臘人認爲日長石是太陽與太陽神的象徵而加以崇拜。

## 對身體的作用

### 改善生命能量之流通

一如太陽孕育了地球的生態系，日長石能令人類生命能量的流通更爲活躍，有著強化生命力的作用。身體狀況不佳，生病或體力減退時，或是感到憂鬱時，這顆能量石能給予身心兩方面活力。

## 對意識的作用

### 朝人生投射光明

日長石的能量，能幫助解放受到壓抑的感情，療癒心靈的傷口，朝擁有者的人生投射光明。

此外，這顆能量石也能助長人們順應變化的柔軟精神力。一方面肯定各種人的各種不同想法，一方面在無論面對誰時，都能以原原本本的眞我來和對方交往。

#### 日長石可改善的精神症狀

- 受過去經驗牽絆而無法重新振作
- 自尊太高而遠離人群的人

Kunzite

【Kunzite・紫鋰輝石】 硬度●6.5～7

# 紫鋰輝石（孔賽石）

●來自宇宙的訊息● 愛別人如同愛自己

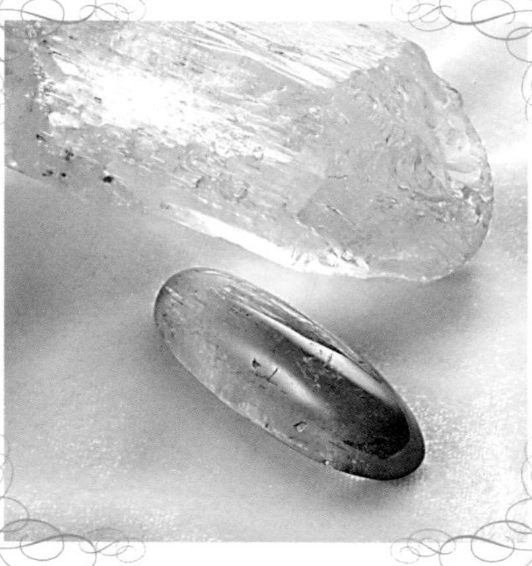

紫鋰輝石是於1902年在美國加州開採發現，屬於比較新的能量石。

紫鋰輝石別名孔賽石（Kunzite），這個名稱的由來，是來自美國的寶石權威專家G.F.孔賽博士而獲得的命名。由於其顏色常令人聯想起鳶尾花，所以又有一個別稱是「加州鳶尾」。

紫鋰輝石代表無限的愛，被認爲是代表一切單純事物的石頭。

## 對身體的作用

### 促進營養吸收、美肌

紫鋰輝石能幫助人們吸收身體需要的營養素。當日常生活中感覺營養不足或體力減弱時，又或是容易疲勞的人，持有紫鋰輝石將特別容易感受其效果。此外，想要擁有彈性光滑美肌的人也可藉助紫鋰輝石的力量。

## 對意識的作用

### 重拾愛的心情

紫鋰輝石能幫助緩和對他人的憤怒情緒。擁有紫鋰輝石的人能夠擺脫對人的不信任與否定感，重新獲得愛與信賴的感覺。只要能愛別人形同愛自己，就能不吝對他人付出愛了。

能夠對人對事付出愛，最終將能幫助自己從對物質的執著中解放，提高人格的完成度。

**紫鋰輝石（孔賽石）可改善的精神症狀**

- 對特定人物的怒氣無法平息的人
- 太執著於外觀或物質層面的人

ㄗ

【Amethyst・紫水晶】 硬度●7

# 紫水晶

●來自宇宙的訊息● 不過度堅持

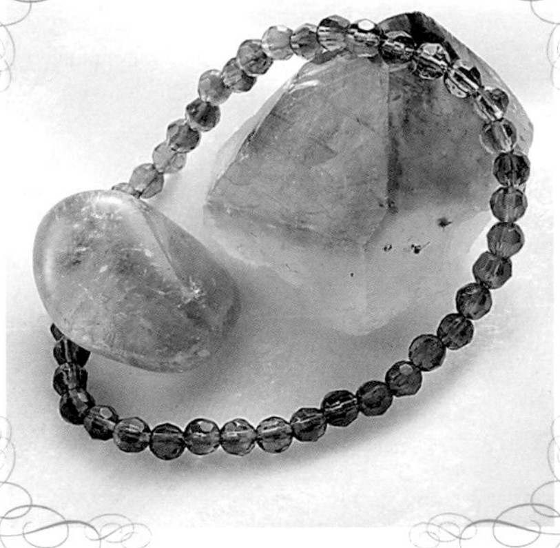

有美麗紫色的水晶，自古至今都被視爲具有深度的靈能作用，而受到許多人的愛用。這是一顆能幫助人們湧現靈光，開發直覺能力的能量石。

紫水晶的波動，與第4脈輪之間有著強烈的共鳴，其共鳴度僅次於粉晶（請參見71頁）。因此，紫水晶也能幫助人們培養愛與體貼的心。

需注意的是，在對紫水晶進行淨化時，爲了避免褪色，請不要採用照射日光的淨化方式。

## 對身體的作用

### 支援心臟與記憶力<br>提升視神經的運作

因爲紫水晶能活化第4脈輪，因此對於心臟及乳腺等胸部健康的不適具有作用。此外，還能幫助刺激掌管思考與創造性的腦前葉，提高記憶力。對於視神經的運作也有提昇作用，能有效預防眼睛疲勞或防止視力衰退。

## 對意識的作用

### 鎮定情緒、改善失眠

紫水晶的力量，能幫助人們無論何時都能在不鑽牛角尖的狀況下，展現出原本的自我。它還能鎮定不安與恐懼的情緒，具有幫助人們重獲冷靜的力量。在鍛鍊直覺能力及培養正確決斷力這兩點上，也頗具功效。此外將紫水晶放置於枕邊能改善失眠症狀。

### 紫水晶可改善的精神症狀

- 太過堅持己見，不願肯定別人
- 太過在意他人眼光的人
- 因焦慮而失眠的人

【Alexandrite・紫翠玉】 硬度●8.5

# 紫翠玉

●來自宇宙的訊息● 抱持希望改變自己

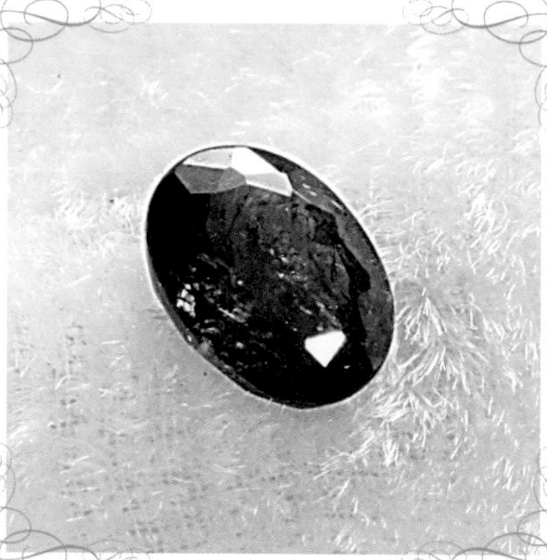

紫翠玉與貓眼石相同，都是屬於金綠玉（金綠石）的變種石。在日光下呈現綠色，到了夜晚在蠟燭或燈泡的照射下卻會轉變爲紅色或紫色，頗爲珍貴罕見。不同的光芒有各自相異的波長不同而相異，而石頭在吸收波長時，不同的波長便會呈現出不同的色澤。

綠色代表知性，紅色代表熱情。同一顆石頭上兼具這兩種顏色，且白天夜晚呈現不同面貌，這樣的特異性，正體現了宇宙「萬物皆變」的眞理。

## 對身體的作用

### 活化腦幹

紫翠玉擁有幫助腦幹活性化的效能。腦幹掌管生命中樞，與呼吸、血液循環、調整體溫的發汗作用、以及睡眠與覺醒等生理現象密不可分。腦幹獲得活性化，就能提高生命力，同時令愉快與不悅的情緒表現更爲豐富。

## 對意識的作用

### 培養寬容的態度，接受他人

紫翠玉能培養寬容的心，使人們容易接受他人。若想成爲一方面不失去希望，一方面能爲他人堅強忍耐的人，或許可以藉助紫翠玉的能量。紫翠玉還能幫助人們克服恐懼的心，給予希望。

## 紫翠玉可改善的精神症狀

- 對於比自己懶惰、怠於工作的人感到超乎常理的暴躁時

# Peridot

【Peridot・翠綠橄欖石】 硬度●6.5～7

# 翠綠橄欖石

●來自宇宙的訊息● 秉持自我而生

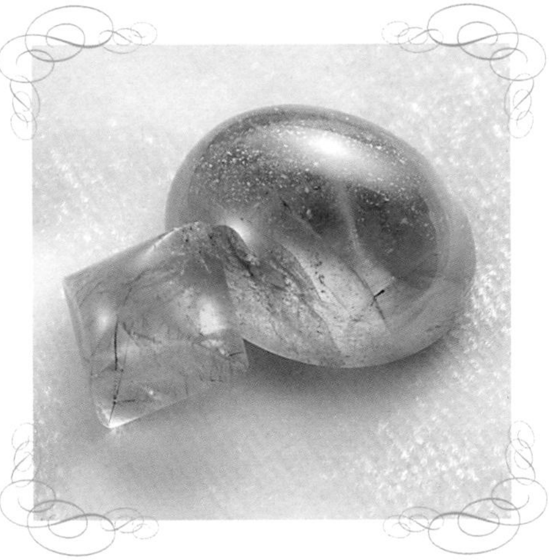

在古埃及時代，人們因此礦石的光輝燦爛而受到魅惑吸引。不只在黑暗之中發出光芒，即便於人工照明之下更是倍增光輝的翠綠橄欖石，也被稱爲「夜晚的祖母綠」。人們相信它能除去黑暗中的恐怖，驅退不好的事物，有護身作用。

在行星寶石學中，翠綠橄欖石可代替祖母綠，釋放等同水星的能量。除了從地底採掘之外，翠綠橄欖石也曾被發現於隕石之中。

## 對身體的作用

### 促進血清素的分泌

翠綠橄欖石對掌管腸內免疫的小腸起作用，有助於培養腸內益菌。此外，它還可促進腦內神經傳導物質之一的血清素分泌。可幫助解除不安或焦躁的情緒，保持明朗快樂的心情。

## 對意識的作用

### 冷靜洞察事物本質

每個人都有屬於自己的個性，也都承蒙上天賜予特殊的才能。翠綠橄欖石幫助人們活用那份屬於自己的個性與才能，秉持自我而生。

此外，當不知道發生了什麼而陷入混亂時，翠綠橄欖石發揮的能量有助於冷靜洞察事物本質，找出解決問題的根本之道。另一方面，也有助於修復夫妻關係。

### 翠綠橄欖石可改善的精神症狀

- 過度受到他人意見左右時
- 夫妻感情不穩定時

ㄘ

【Emerald・翠玉】 硬度●7.5～8

# 翠玉（祖母綠）

●來自宇宙的訊息● 提高體貼的心與協調性

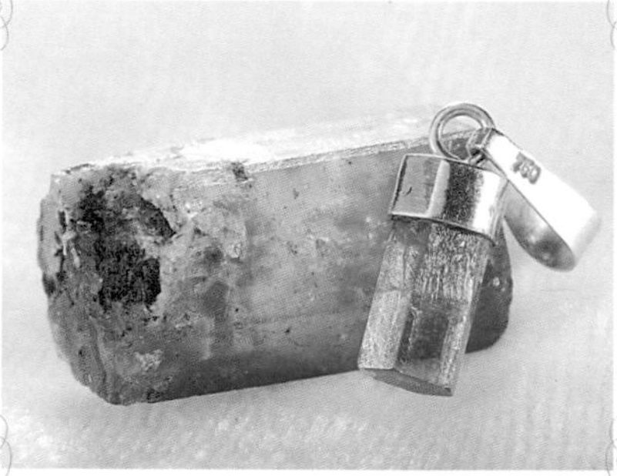

在「綠寶石」類的礦物之中，有著濃綠色澤的種類便是俗稱的「祖母綠」（此外像是藍玉等種類的礦石，也同爲綠寶石家族）。祖母綠具有高度療癒效果，自古以來便不分東洋西洋而廣泛地被視爲神聖的寶石並受到愛用。

在寶石光線療法之中，祖母綠向來被用於補足綠色光線的不足。在波動上，與第2脈輪產生非常強烈的共鳴，是能夠給予下腹部內臟強大力量的石頭。此外，在行星寶石學中，祖母綠放出的能量等同於來自水星的能量，也非常受到重視。

## 對身體的作用

### 活化神經系統與消化管道的運作

祖母綠能幫助提高中樞神經與末梢神經的活動，同時能刺激活化腸胃與肝臟等消化管道的運作。因此，祖母綠對於神經痛、自律神經失調、不分種類的神經痛、胃潰瘍以及肝臟機能的低落，屬於神經系統與消化管道的症狀大多都能發揮功效。

## 對意識的作用

### 幫助理解事物本質

祖母綠最大的特徵便是能給予人們冷靜的思考分析力，增進對事物本質的理解力。使我們養成爲他人設想的心意，提高協調能力。如此一來人們將不再執著於自己的慾望，從他人的喜悅中感受到自己的喜悅。

### 翠玉（祖母綠）可改善的精神症狀

- 人際關係失衡，失去自我而陷入混亂之中的人
- 總是擅自自私行動的人

【Flourite・螢石】 硬度●4

# 螢石

●來自宇宙的訊息● 持續好奇心

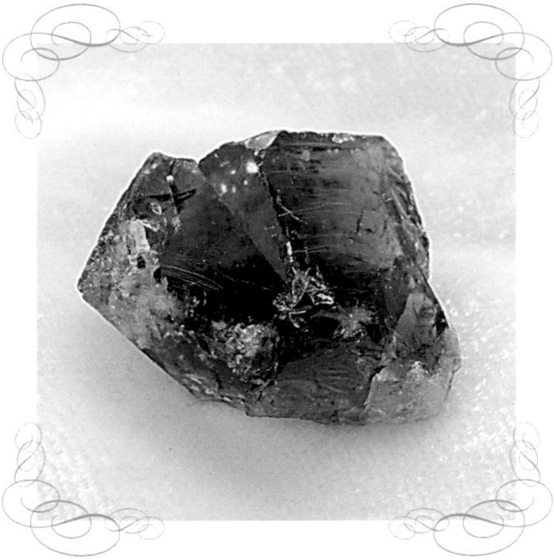

由於加熱之後會發出青白色的螢光，因此在日本便稱爲「螢石」。在結晶構造上，螢石具有無論如何切割都必呈現正八面體結晶的特性。

螢石雖有綠色、紫色、藍色、粉紅等顏色，但在礦物來說很特別的是，其顏色不以產地來區分（幾乎所有的礦石，都能由其顏色來判定出產地）。而螢石硬度低故易於加工，自古以來便受到廣泛利用爲雕刻的素材。但也因質地軟易切割，處理上必須相當慎重，且需特別注意的是，淨化時要避開照射日光的方式。

## 對身體的作用

### 提高肺部機能<br>改善視力

螢石能幫助吸收氧氣，排出二氧化碳，有助於提高肺部機能。對於慢性呼吸器官障礙以及肺炎患者有良好效果。此外，對相當於相機鏡頭的眼睛水晶體，也具有調整作用。因此，螢石也用於近視或遠視的預防及改善。

## 對意識的作用

### 自己種什麼因，便得什麼果

螢石教導人們，種什麼因，便得什麼果。身體狀況不佳或運氣不好，追根究底都是肇因於自己。了解這點後，螢石會發揮力量，幫助人們看見希望，湧現好奇心，便能吸引高興或快樂的事到身邊。換句話說，螢石也是顆能引導幸福快樂人生的能量石。

## 螢石可改善的精神症狀

●將自己的不幸或不滿歸咎於他人時 ●怨恨令自己不愉快的人，或遷怒於人時

【Moonstone・月長石】 硬度●6 ～ 6.5

# 月長石（月光石）

●來自宇宙的訊息● 一切都不需加以虛飾

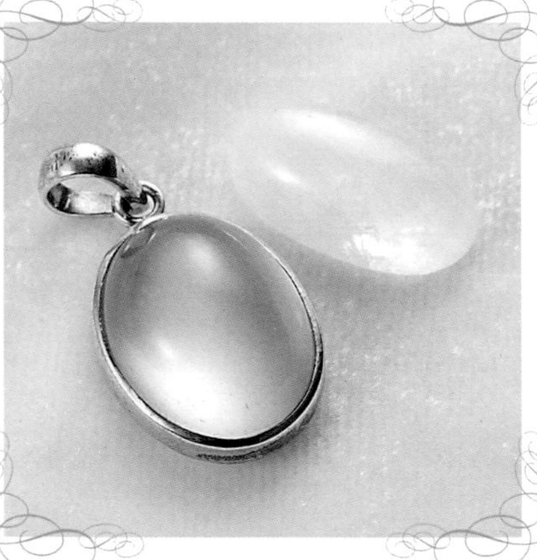

月長石散發的乳白色光芒，令人聯想起月亮。古印度人便認爲月長石是「月神棲宿的神聖之石」而加以崇拜。中世紀的歐洲也稱月長石爲「旅人之石」，長途旅行或航海時，會攜帶月長石做爲護身符。

月長石透過稜鏡（透明的三角柱）觀看時，發出藍色光線，在寶石光線療法之中用於補足所需的藍色光線。在行星寶石學中，月長石被視爲珍珠的代用石，可釋放等同於月亮的能量。

## 對身體的作用

### 廣泛地對身體各方面起作用

月長石能促進代謝（處理體內老廢物質），預防肥胖或改善糖尿病症狀。還能減輕精神壓力，緩和花粉症或異位性皮膚炎等過敏症狀。此外還有提高口鼻運作能力，及調整荷爾蒙等效果，在身體各方面，具有廣泛的效用。

## 對意識的作用

### 提高對自己的信賴

月長石能引導人們認識自己原本的面貌，讓人們發現，保持自己原樣不加以虛飾才是最好的。如此人們便能擺脫本來感覺到的自卑或罪惡感。月長石還能發揮安定的力量，抑制過度的不安與焦慮，消解擔憂情緒。

**月長石（月光石）可改善的精神症狀**

- 事情不如己願便焦慮暴躁的人
- 對自己的判斷沒有信心的人
- 過度不安或擔憂的人

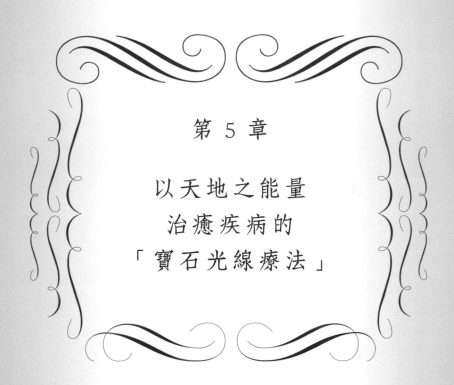

# 第 5 章

# 以天地之能量
# 治癒疾病的
# 「寶石光線療法」

# 在醫療現場感受到的能量石功效

## 補充不足的光線，治療疾病的替代療法

在本章之中，我將介紹我於醫療現場實際執行「遠距射線療法teletherapy（寶石光線療法）」這種「替代療法（所謂的替代醫療，指的是除了現代西洋醫學之外的醫學與醫療之總稱）」的經驗談。

「tele」是遠距離，而「therapy」是治療的意思。換句話說，我進行的寶石光線療法，便是使用能量石的力量，進行遠距離治療的方式。

七年之間，我以寶石光線療法進行治療的患者人數將近一千人，目前依然如此，每天對約兩百六十名，年齡從零歲至八十幾歲的患者進行治療。同時還有許多來自日本各地的患者家屬與我聯繫，表示希望接受寶石光線療法的治療。

在我的患者中，有不少短期間便以驚人速度改善症狀的，也有從原本不明原因的病症中恢復的人。從這許多病例看來，能量石的確發揮了效果，這已是不爭的事實。

地球上存在的所有生物，都平均接受著來自光的能量，進而在地球上各自從事著生命活動。當某種光線有所不足時，便會招致身體健康失衡，或甚至罹患疾病。而能量石可用於補足這些光線不足的問題（生病的原因），幫助人體恢復原本的平衡。這就是寶石光線療法的原理。

寶石光線療法是由印度享有盛名的佛教學・密宗學研究家，同時也是醫師兼哲學者的貝諾特修・巴塔帕利亞博士（一八八七～一九六四）所開發確立，並予以體系化的一套治療法。

寶石光線療法始於博士遇見一隻瀕臨死亡的小貓。博士爲了幫助這隻幾乎已經回天乏術的小貓，試著以傳自古印度的寶石療法來進行救治。

當時博士取來喜瑪拉雅水晶（產於喜瑪拉雅的水晶），對著小貓的身體旋轉。一開始雖然沒有明顯反應，但當旋轉超過一千兩百次之後，小貓的毛開始豎立，旋轉三千次之後，小貓便恢復了呼吸。

從這件事之後，博士開始對另一隻陷入病危狀態的小貓進行實驗。這次博士取用嵌入四顆水晶石的圓盤，安裝馬達後鎮日連續對著小貓旋轉，如此一來，小貓竟戲劇化地復原了。

確信旋轉水晶所釋放的能量能治療疾病後，博士開始對當時罹患百日咳而已經病入膏肓的親生女兒進行遠距治療。他將女兒的照片貼在馬達前，然後旋轉水晶，沒想到兩小時後，百日咳的症狀就消失了，女兒也完全痊癒。

從這個實驗之中，博士更確信了水晶發出的光線振動，甚至能透過照片傳達給本人，因此開始正式研究寶石光線療法，並予以體系化。

## 寶石光線療法的原理

**運用寶石光線療法，能將光線傳遞給遠距相隔的人，緩和其身心的不舒適。**使用這種寶石光線療法，只需要有天然能量石與患者的照片，患者本人不必在場。透過患者的照片就能將光線傳遞給對方，也不需擔心產生副作用。接受治療的人，都能確實接收能量石的能量，漸漸地調整身心的平衡，恢復自己本來的健康狀態。

一定有許多人感覺不可思議，爲什麼這樣的方式能夠成立呢？發想出寶石光線療法並開發確立的巴塔帢利亞博士，同時也是一位「放射感知（Radiesthesia）」的研究者。放射感知（Radiesthesia）是一個造字，由「放射（radiate）」與「感受（esthesia）」組合而成，中文翻譯爲「放射感知」。簡單說明就是「一切事物都在振動狀態之下，並擁有一定的周波數，放射出細微的能量。人們能感知此種能量，因可傳遞給手指的肌肉或自律神經系統，所以也可以進行測量」這樣的概念。

巴塔帕利亞博士從放射感知的研究之中，發現人類的波動數值與其照片、指紋、筆跡、血跡相同。而既然如此，那麼透過照片治療時和對著本人治療時的波動便應該相同。

接下來講解的概念比較艱深：物質的最小單位是以能量構成，也就是由被稱爲「量子」的基本個體所組成。

我們人類也一樣是由量子組成的。即使是最尖端的現代科學「量子物理學」中也已經承認，擁有與本人相同波動量子的對稱物（照片、指紋等等），與本人的量子之間一定有所關聯。換句話說，當一方產生變動時，另一方也會受到影響隨之變動。

所以，在接收能量石的光線而令照片的組成產生變動時，同一瞬間本人也會接收到相同效果而產生變動。照片雖然是過去拍攝的，但由於被拍攝的對象是患者本人，所以隨時都能將生命體本身的訊息持續傳遞給照片。

## 進行寶石光線療法時使用的代表性能量石

在第一章中也已簡單提過，光線可大致分爲九種。共是紅、橙、黃、綠、藍、靛、紫七種可視光線，以及肉眼看不見的紅外線和紫外線兩種不可視光線。紅外線是比紅色光線擁有更長波長的光線，紫外線則擁有比紫色光線更短的波長。這兩種肉眼不可見的光線，有補助七種可視光線的作用。

這九種光線所對應的身心症狀，以及能補足這九種光線的代表性能量石，是巴塔哈利亞博士由阿育吠陀等傳承醫學以及占星學等，加上博士本身的醫療經驗所導出的結論。

基本上，治療時是根據不同的症狀，從九個種類之中選擇使用能量石。不過我在進行寶石光線療法時，會考慮身體出現的症狀與心靈狀態兩方面來選擇使用能量石。診斷出失去平衡的脈輪時，也會一併檢視患者的本質數與命運數，找出相對應的能量石來使用。

以下再次列出分別代表九種類別光線的能量石，以及當欠缺此種光線時容易出現的身體方面的症狀。

內容來說，有部分於第四章對能量石進行說明時也曾多次提過，不過本章中偏向於整理出我在治療環節中的經驗，也增加了比第四章更嚴重的症狀或病情。至於對心靈產生的作用，請參見前一章。

附帶一提，使用能量石做治療時，不只看其表面呈現的顏色，也可透過稜鏡（透明的三角柱）觀看，這時能量石發出的顏色也是選用的關鍵。例如，珍珠透過稜鏡觀看時放射出橙色，鑽石透過稜鏡觀看時則放射出藍色光線，都與肉眼看時的表面色彩不同。

## ◇紅色光線

補足欠缺紅色光線時的能量石【紅寶石】

對身體的作用

**• 促進血液循環**

適用症狀：手腳冰冷、血栓症（血管阻塞引起的疾病）、動脈硬化（血管硬化的疾病）、心肌梗塞（心臟血流阻塞，導致心臟肌肉壞死的疾病）、腦梗塞（腦部血管阻塞的疾病）、高血壓等等

**・提高生命能量促進細胞再生，給予身體組織活力**

適用症狀：身體衰弱、體虛、免疫力降低等

**・提高骨髓（製造血液之處）的運作**

適用症狀：小至貧血，大至各種血液相關疾病

**・提高對感染症的抵抗力**

## ◇橙色光線

補足欠缺橙色光線時的能量石**【珍珠】**

對身體的作用

**・緩和發炎或碰撞傷引起的發燒紅腫症狀**

適用症狀：感冒、痲疹、流行性感冒、扁桃腺炎、鼻炎、支氣管炎等

**・緩和過敏症狀**

適用症狀：異位性皮膚炎等過敏疾病、過動症、多汗症等

**・提高對感染症的抵抗力**

**・抗氧化作用**（防止造成老化或疾病的氧化作用進行），**強化細胞膜**

適用症狀：延緩老化，幫助全身重返青春

### ◇黃色光線

補足欠缺黃色光線時的能量石【紅珊瑚】

對身體的作用

- **提高並強化肌肉的柔軟性**

適用症狀：痙攣、肌肉疼痛、肌肉僵硬、肌腱炎、抽筋等

- **活化肝臟與胰臟及消化管道**

適用症狀：肝炎、肝硬化、胰臟炎、糖尿病等

- **強化骨骼與關節**

適用症狀：骨折、關節疼痛、腰痛等

### ◇綠色光線

補足欠缺綠色光線時的能量石【祖母綠】

對身體的作用

- **對神經系統普遍起作用，提高神經系統的運作**

適用症狀：所有的神經痛、與腦相關的所有疾病、麻痺症狀、自律神經失調等

- **活化所有消化管道的運作**

適用症狀：胃炎、腸炎、胃潰瘍、下痢、便秘、肝臟功能障礙等

- **提高對病毒與細菌或寄生蟲類的抵抗力**
- **提高肺部機能**

適用症狀：肺炎、呼吸困難等

## ◇藍色光線

補足欠缺藍色光線時的能量石【月長石】

對身體的作用

- **調整荷爾蒙的運作**

適用症狀：更年期障礙、生理失調、糖尿病等因荷爾蒙分泌紊亂或荷爾蒙分泌異常導致的所有疾病

・**抑制過度的過敏反應**

適用症狀：異位性皮膚炎、花粉症、氣喘、對化學物質的過敏等

・**改善從口部到氣管支氣管全體的運作**

適用症狀：牙周病、口腔炎、打鼾、聲音嘶啞、咳嗽等

・**幫助順暢處理體內物質，調整新陳代謝**

適用症狀：肥胖症、痛風等

・**提高抗壓性**

・**防止電磁波的影響**

## ◇靛色光線

補足欠缺靛色光線時的能量石【**鑽石**】

對身體的作用

・**改善泌尿器官、生殖器官的運作**

適用症狀：膀胱炎、前列腺肥大症、腎臟病、子宮囊腫、不孕症等

・**促進體內對化學物質的解毒作用**

・使淋巴系統流動順暢，提高全身免疫力

◇紫色光線

對身體的作用
補足欠缺紫色光線時的能量石【藍寶石】

・提高末梢神經的運作
適用症狀：所有類型的神經痛、味覺障礙、視力障礙、激烈的頭痛、肌肉痙攣等

・強壯毛髮及指甲、皮膚
適用症狀：皮膚炎、掉髮、黑斑雀斑等皮膚表面的色素沈澱等

・提高對病毒類的抵抗力

◇紅外線

對身體的作用
補足欠缺紅外線時的能量石【貓眼石】

・活化全身細胞
・排解有害物質在體內造成的毒素
・提高對病原菌的抵抗力
・促進體內能量的產生
★補充紅外線與紫外線這兩種不可視光線的能量石，可與其他能量石組合使用，將更能發揮其能量。

## ◇紫外線

補足欠缺紫外線時的能量石**【纏絲瑪瑙】**

對身體的作用

・排解化學物質與有害物質在體內造成的毒素
・提高對病毒或細菌等病原菌的抵抗力
・強化韌帶與骨骼之間的結合

## 寶石光線療法之實例

接下來要介紹的是，有哪些患者接受了寶石光線療法後，是如何治癒了疾病的實際案例。

### ◆病例一（八歲・男童）

#### 令性情乖戾愛反抗父母的男童個性轉變為穩重

這是一個小學男童的病例。這個男童脾氣暴躁、好動，有一生氣便亂丟東西的毛病。性格乖戾不受父母教誨，也有尿床症狀。在學校的情形也差不多，給同班同學帶來許多困擾。於是他的雙親便與我商量，看是否能以寶石光線療法來改善他的現狀。

對這個病例，一開始我選擇了珍珠與藍寶石以及月長石來使用。

珍珠能幫助人們保持平穩心境，有減輕情緒變動幅度的作用。月長石能緩和精神上的敏感。而藍寶石能抑制暴躁的情緒，讓不安定的情緒趨於和緩穩重，此外也有提高集中力的效果。

使用這三種能量石進行遠距治療兩週後，男童的母親便向我聯絡，表示男童已經大幅減少躁動的情緒。再經過四個月後，雖然有時還是會有情緒起伏的時候，但與從前相比，個性已經收斂穩重許多，也不再朝人丟擲物品了。

另外，治療途中，男童原本的級任老師因病而改由其他老師擔任級任，在這件事之後聽說他的情緒變化又更爲安定了。或許環境的變化正好給了正面的幫助，加上寶石光線療法的功效，開始治療的一年四個月後，如今他已經成爲一個穩重的好孩子，母親也感到很欣慰。

現代社會之中，連兒童都感受到許多壓力。其實這位男童原本也應該是一個坦率的好孩子，而在能量石的能量影響之下，他終於恢復本來的狀態。

## ◆病例二（五十六歲・男性）

### 原本因呼吸困難而痛苦不堪的症狀，在治療四個月後完全獲得改善

這位男性有三十年的期間都從事重鋼的焊接工作。他在這三十年中認眞於焊接工作的結果，卻也造成吸入過多的粉塵而導致肺部狀態惡化，因呼吸困難而苦不堪言。雖然曾接受醫師治療，卻被宣告不可能痊癒。

我在觀察了這位男性的本質數與命運數之後，發現他有過於堅持己見而缺乏柔軟彈性的傾向。

因此，我選擇使用對應於他生命行星的貓眼石。貓眼石也有排解有害無質、促進細胞活性化的作用。

不只如此，我另外還使用了能促進化學物質排出、緩和不安恐懼情緒使心情柔和的鑽石，以及同樣能令擔憂情緒平靜和緩的月長石，加上具有提高肺泡機能、提昇肺活量作用的祖母綠來進行治療。

最初，這位男性依然對妻子堅稱「我的痛苦一定沒人能夠明白，但我還是要繼續工作」。說著想要繼續工作而在黃昏出門散步時，男性的妻子也跟在他身邊。這時男性總會對妻子說「我很痛苦，別跟我說話」，並且只能緩慢地行走，看起來有氣無力的模樣。入浴的時候也因爲無法順暢呼吸，所以甚至不能泡在澡盆中太久，一直處於這樣的狀態。

然而開始接受寶石光線療法一個月後，我收到了來自男性妻子的來信。信中提到

「大約從三天前起，我先生似乎已經不再感覺痛苦。和以前完全不同，看起來很輕鬆的樣子。散步的時候步伐變得快速，氣色也變好了，也恢復了力氣。」

之後再接受了三個月的治療，太太來信寫著「今年夏天雖然非常炎熱，但我先生連一天也沒有休息，每天都健康地去工作。醫生，眞的很感謝您。」看到男性恢復地如此順利，我也比什麼都感到開心。

## ◆病例三（七十五歲・男性）

## 腦梗塞惡化的後遺症，在一個月內獲得大幅改善

這位患者在五年前得了腦梗塞（腦部血管梗塞的疾病），但由於本人勤於復健的緣故，之後也恢復成能夠開始工作。然而最近他的女兒前來找我諮詢。

女兒向我表示，這位患者（父親）在大約兩年前開始變得只能拖著腳行走，又大約半年之後連站立都有困難，也必須開始使用紙尿布。更嚴重的是，他會將食物之外的東西放進口中，搞不清楚煙灰缸與杯子的區別，意識朦朧時連正常的對話都無法進行，有時還會說些莫名其妙的內容。

在對這位男性的治療上，我選用了有改善血液循環作用、能提高肉體與精神雙方面能量的紅寶石，以及活化腦部運作的祖母綠，幫助和緩焦躁不安情緒的月長石與水晶，最後再加上改善泌尿器官機能的金剛石。

一個月後，女兒向我報告「父親已經不再說些莫名其妙的話，能夠正常與人對話了。身體狀況也變好，會問我要不要出外走走。看起來似乎已經恢復成原本的父親了，我眞的非常高興。」這位男性在那之後依然持續接受寶石光線療法，症狀也獲得更進一步的改善。

## ◆病例四（八十一歲・女性）
## 接受寶石光線療法半個月後，能夠自己排尿

這是一位患有糖尿病的八十一歲女性患者，我接受了其女兒的諮詢後開始治療。患者（母親）受糖尿病與膀胱炎所苦，且患有尿道閉塞，必須將尿管插入尿道才能順利排尿。而因爲接受膀胱炎治療時使用了含抗生物質的藥物，導致產生腸炎的副作用，變得無法正常攝食。

首先針對她的糖尿病我選擇使用紅珊瑚，同時針對膀胱炎選擇使用鑽石來進行治療。另外因為她無法順利排尿而造成情緒不安，精神上也承受極大壓力，對此我再加上了能調整荷爾蒙並緩和不安情緒的月長石與水晶。

治療的效果，在她接受寶石光線療法十天後便出現了。從這時起，即使沒有插管，多數尿液也能被排出在紙尿布中。據說在這之前，她的紙尿布幾乎都是乾燥的。而再經過半個月後，患者排出更多尿液，且之後就每天都能靠自己正常排尿了。

「除了寶石光線療法之外沒有接受任何其他的治療，所以這都是寶石光線療法的功勞。我只能說這是奇蹟了，眞的非常感謝您」，女兒和母親都很高興地這麼表示。雖然從這位女兒看來認爲是一項奇蹟，但其實只要正確運用能量石的力量，像這樣的症狀很多都能以驚人的速度復原痊癒。

## 結語 以真正的健康為目標

我認爲人的生涯有如一場旅行。

旅途前往的目的地或許很近，也或許是很遠的國度。旅程時間長短也因人而異吧。可是，無論怎樣的旅行，一定都先決定了目的地之後，一邊懷著興奮又忐忑不安的心情出發，不知道此行將會發生什麼事，能否品嚐到珍奇的美味，或是遇見令人意想不到的邂逅。

在旅途之中，或許會經歷令人感動的事物，或許會因迷路而擔心受怕，有時候或許也會弄壞了身體。當然，這趟旅途之中一定會與許多人相遇，體驗各種各樣的接觸。當我們歷經種種經驗結束旅程，最後將回到自己應該回去的地方。

在這場人生的旅途之中，能量石就像是迷路時路邊值得信賴的指標，有時也扮演急救藥的角色，協助我們恢復身體健康。爲了能讓你的旅程能如計畫中一般順利，能量石默默地在背後發揮支持的力量。

而從這樣的能量石神秘的美，我們還能一窺深遠宇宙的奧妙。能量石神秘的光芒，就已經能夠帶給我們療癒與喜悅。

本書的中心主旨，是以我身爲醫師的立場，來介紹能量石的力量，並記述下我透過寶石光線療法所確認的事物。

我們人必須在身、心與靈三者皆健全，並均衡地調和爲一體時，才稱得上是眞正健康的狀態。在醫學如此進步的現代，人的平均壽命也在不斷延長，但有多少人是眞正健康的呢？這是我一直抱持著的疑問。

只要身體健康，人們就能發揮各種能力。例如創造力、靈感、直覺等能力，也都伴隨著身體的健康而會自然湧現。不只如此，只要確立自我目標展開人生道路，必將自然而然地充滿生命力，過著更爲充實的生活。

我認爲只有在這樣的狀態之下，才能稱得上是眞正的健康。

衷心地希望，你的人生旅途也能以眞正的健康爲目標。

堀田忠弘

二〇〇九年六月

● 參考文獻


『寶石的神秘力量』林陽著／中央 ART 出版社

『引導命運接近的行星與寶石之力』船川明男著／恒河舍

『身體知道一切』堀田忠弘著／かんき出版

『快樂礦物圖鑑』堀秀道著／草思社

『快樂礦物圖鑑２』堀秀道著／草思社

『礦物・寶石的組成』宮脇律郎著／新星出版社

『能量石百科全書』八川シズエ著／中央 ART 出版社

『原石百科全書』八川シズエ著／中央 ART 出版社



●

設計

持田直子

●

能量石攝影

玉井幹郎

●

插圖

中林やすひろ

●

攝影協力

Kcjones

http://www.kcjones.co.jp/

國家圖書館出版品預行編目（CIP）資料

醫師推薦！能量石的療癒力／堀田忠弘 著；
邱香凝翻譯. -- 初版.--
臺北市：笛藤，2011.09
面；公分
ISBN 978-957-710-577-6（平裝）
1. 另類療法 2. 寶石 3.能量
418.99 100016033



**醫師推薦！能量石的療癒力** **定價280元**

2011年9月10日 初版第1刷
著　者：堀田忠弘
翻　譯：邱香凝
封面・內頁排版：果實文化設計
編　輯：賴巧凌・伍曉玥
發 行 所：笛藤出版圖書有限公司
總 編 輯：賴巧凌
地　址：台北市民生東路二段147巷5弄13號
電　話：(02)2503-7628・(02)2505-7457
傳　真：(02)2502-2090
總 經 銷：聯合發行股份有限公司
地　址：新北市新店區寶橋路235巷6弄6號2樓
電　話：(02)2917-8022・(02)2917-8042
製 版 廠：造極彩色印刷製版股份有限公司
地　址：新北市中和區中山路2段340巷36號
電　話：(02)2240-0333・(02)2248-3904

訂書郵撥帳戶：笛藤出版圖書有限公司
訂書郵撥帳號：0576089-8